Achim Schütte (Hrsg.)
60 kurzgefasste Arzneimittelbilder für die Veterinärhomöopathie

Forum Homöopathie
Herausgegeben von der Karl und Veronica Carstens-Stiftung

60 kurzgefasste Arzneimittelbilder für die Veterinärhomöopathie

Achim Schütte (Hrsg.)

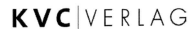

KVC Verlag
Karl und Veronica Carstens-Stiftung
Am Deimelsberg 36, 45276 Essen
Tel.: (0201) 56305 0
Fax: (0201) 56305 30
www.kvc-verlag.de

Schütte, Achim (Hrsg.)
60 kurzgefasste Arzneimittelbilder für die Veterinärhomöopathie

Forum Homöopathie
Herausgegeben von der Karl und Veronica Carstens-Stiftung

ISBN 978-3-933351-68-5

© KVC Verlag – Karl und Veronica Carstens-Stiftung, Essen 2007
2. Nachdruck 2010

Umschlaggestaltung: eye-d Designbüro, Essen
Druck: Union Betriebs-GmbH, Rheinbach

Als Achim Schütte mir die *Sammlung kurzgefasster Arzneimittelbilder für die Veterinärhomöopathie* im Frühjahr 2006 zur Veröffentlichung in die Hand drückte, war er schwerkrank. In den folgenden Monaten hielten ihn seine Familie, sein eiserner Wille und der Abschluss von Projekten am Leben. Eines dieser Projekte war sein *Leitfaden zur homöopathischen Behandlung von Schweinen*, den wir noch kurz vor seinem Tod im November 2006 fertig stellen konnten. Das andere, ihm sehr am Herzen liegende Projekt war die Veröffentlichung des vorliegenden Bandes. Achim Schütte hatte die Kraft, die *kurzgefassten Arzneimittelbilder* komplett zu lesen, mit seiner Lektorin Katrin Wefelmeier zu überarbeiten und im August 2006 ein Vorwort zu schreiben.

Als veterinärmedizinischer Titel vervollständigt das Buch unsere Reihe Forum Homöopathie. Und auch dafür bin ich Achim Schütte sehr dankbar.

Essen, im Februar 2007   Maria Frühwald

Inhalt

VIII

Vorwort von Achim Schütte

Die vorliegende Arzneimittelbildersammlung ist das gemeinschaftliche Produkt einer Gruppe von Studierenden der Tierärztlichen Hochschule Hannover und mehrerer Tierärztinnen und Tierärzte in Zusammenarbeit mit Dr. Hans Wolter. Ausgangspunkt war ein studentischer Arbeitskreis für Homöopathie, der sich Anfang der Achtziger Jahre an der TiHo Hannover etablierte. Die Mitglieder dieses Arbeitskreises konnten den Nestor der Veterinärhomöopathie, Dr. Hans Wolter, als Betreuer und Lehrer gewinnen. Die regelmäßigen Arbeitstreffen fanden deshalb vorwiegend in Ottersberg (bei Bremen) in der Praxis von Dr. Wolter statt. Alsbald gesellten sich zu den Studierenden auch Tierärztinnen und Tierärzte aus der näheren Umgebung. Im Jahre 1984 wurde auch ich Mitglied dieses Arbeitskreises.

Die Schwerpunkte des Arbeitskreises lagen zum einen in der Bearbeitung von Praxisfällen und zum anderen in dem Studium der Grundlagen der Homöopathie, wie z. B. des *Organon* von S. Hahnemann. Außerdem wurden veterinärhomöopathische Arzneimittelbilder erarbeitet. Diese Arzneimittelbilder sollten vor allem die Besonderheiten und Charakteristika der Symptome bei den Tieren herausstellen, so wie sie der Behandelnde am Patienten erkennen kann. Zur Ausarbeitung dieser Arzneimittelbilder wurden deshalb neben den humanhomöopathischen Quellen insbesondere die Veröffentlichungen von Kolleginnen und Kollegen herangezogen.

Die Ausarbeitung des Arzneimittelbildes sollte nach einem festgelegten Schema erfolgen. Neben allgemeinen Angaben zur Herkunft, Botanik oder Chemie und zur Pharma- bzw. Toxikologie lag der Schwerpunkt in der Darstellung der Krankheitssymptome nach dem Kopf-zu-Fuß-Schema. Außerdem sollten Angaben zur Konstitution, zu den Modalitäten, zur Dosierung sowie zu Vergleichsmitteln herausgearbeitet werden.

Nach Fertigstellung wurde das Ergebnis in der Arbeitsgruppe vorgestellt und dort besprochen. Eingang fanden insbesondere wichtige Hinweise von Dr. Wolter, der auf eine über 50-jährige Praxiserfahrung mit der Homöopathie beim Tier zurückblicken konnte. Ende der Achtziger Jahre wurde die Arzneimittelbildersammlung in Form einer Loseblattsammlung veröffentlicht. Sie fand vor allem Anklang in studentischen Arbeitskreisen aber auch bei niedergelassenen Tierärztinnen und Tierärzten. Mit der Neuveröffentlichung, diesmal in Form einer Monographie, wird dem Wunsch vieler Anwender entsprochen, das Werk dem Markt zu erhalten.

Jeder der Teilnehmer des Arbeitskreises war aufgefordert, sich an der Ausarbeitung von Arzneimittelbildern zu beteiligen. Aus diesem Grunde unterscheiden sich die vorliegenden Arzneimittelbilder mitunter in Umfang und Stil. Die wesentlichen Informationen zu jeder der vorgestellten Arzneien sind jedoch ausreichend dargestellt.

Mit wenigen Ausnahmen ist der jeweilige Verfasser der einzelnen Arzneimittelbilder nicht mehr zu ermitteln, so dass keine Autorenhinweise gegeben werden. Die botanischen Skizzen, die zu einer Vielzahl pflanzlicher Arzneimittelbilder abgebildet sind, wurden von den Kolleginnen Dr. Dagmar Schulze, Dr. Kerstin Mätz-Rensing und Helena Poppinga angefertigt. Für ihre sorgfältige Arbeit sei ihnen sowie allen anderen Beteiligten an diesem Werk an dieser Stelle herzlich gedankt.

Auf eine umfangreiche inhaltliche Überarbeitung wurde verzichtet. Anmerkungen von Dr. Jürgen Bader, der das Manuskript freundlicherweise gegengelesen hat, habe ich übernommen. Im Großen und Ganzen ist der ursprüngliche Charakter der Arzneimittelbilder beibehalten worden.

Velbert, im August 2006 Achim Schütte

Acidum phosphoricum

Phosphorsäure

Arzneimittelbild

Die Phosphorsäure ist ein Mittel der Rekonvaleszenz. Sie wird nach Erschöpfung, bei schwächenden Krankheiten und Krankheiten infolge Säfteverlusten eingesetzt.

Leitsymptome

Große Schwäche und Erschöpfung des Körpers; Teilnahmslosigkeit und Schlummersucht am Tag; Schlaflosigkeit nachts; Neigung zu Blutungen der Schleimhäute mit auffallender Schwäche und Schweißen.

Organotropie

Wirkung auf das vegetative Nervensystem, auf Knochen, Muskeln, periphere Nerven und den Verdauungskanal.

Modalitäten

<	- Kälte und Zugluft - Sinneseindrücke wie Licht, Lärm - Nachts
>	- Wärme

Krankheitssymptome

▶ Verhalten: Schlummersucht und Tagesschläfrigkeit; wie bewusstlos, jedoch nach dem Wecken sofort klar; Überempfindlichkeit gegenüber Licht und Geräuschen.

Zeichenerklärung: < = Verschlimmerung (durch), > = Besserung (durch)

▶ Atmungsorgane: Schweres Atmen und Husten mit schleimigem Auswurf.

▶ Verdauungsorgane: Das Zahnfleisch blutet leicht; die Maulhöhle ist trocken; die Tiere sind ohne Durst (Großtiere), aber auch saures Erbrechen mit viel Durst (Kleintiere); schmerzlose Durchfälle, die Erleichterung bringen, mit Abgang von vielen Gasen; Blähungen und Auftreibung des Leibes; weißgrauer, durchfallartiger Kot.

▶ Harnorgane: Viel Harndrang und Schmerzäußerungen beim Wasserlassen.

▶ Geschlechtsorgane, männlich: Erregter Geschlechtstrieb trotz Schwäche; Impotenz und mangelnde Erektion.

▶ Bewegungsapparat: Große Schwäche in den Gliedern, Unsicherheit in der Fortbewegung, verursacht durch Schmerzen in den Knochen, Gelenken und Muskeln, besonders im Rücken, in den Schultern und den Vordergliedmaßen.

▶ Wärmeregulation: Hitze bei Nacht und reichlich Schweiße am ganzen Körper.

Dosierung

D1–D3. D4 ist bei typischem Krankheitsbild eine hochwirksame Potenz (Wolter). Ansonsten soll sich in höheren Potenzen die Wirkung nicht von der des Phosphorus unterscheiden (Mezger).

Vergleichsmittel

– Acidum picrinicum bei nervöser Erschöpfung
– Calcium phosporicum bei Knochenwachstumsstörungen
– China, wenn keine Erholung nach kurzer Pause eintritt, bei lange anhaltendem Schwächezustand
– Phosporus bei Erregung und Überreizung

Zeichenerklärung: < = Verschlimmerung (durch), > = Besserung (durch)

Aconitum

Aconitum napellus, Blauer Eisenhut, Sturmhut, Venuswagen

Botanik

Familie der Hahnenfußgewächse (Ranunculaceae); ausdauernde, krautige Pflanze, ca. 50–150 cm hoch; Blätter handförmig, 5–7-fach geteilt; Früchte mehrsamige Balgkapseln.
Blütezeit: Juni bis August.

Standort

In höheren Mittelgebirgslagen und in den Alpen, in Bruchwäldern, feuchten Weiden etc.; seltenes Vorkommen; auch als Zierpflanze in Gärten.

Verwendete Teile

Ganze frische Pflanze zur Zeit der beginnenden Blüte.

Inhaltsstoffe

Hoher Gehalt an giftigen Alkaloiden: Aconitin, Aconitinsäure, leicht hydrolysierbare Esteralkaloide von terpenoider Struktur.

Pharmakologie und Toxikologie

Wirkung vorwiegend auf das ZNS: Kälteempfindlichkeit; Übelkeit; Erregung; Herzrhythmusstörungen; Krämpfe; Lähmung der Zunge, der Gesichts- und Extremitätenmuskeln; zuletzt Kreislauflähmung.
Mengen über 0,2 g sind toxisch, 2–4 g Wurzeln wirken tödlich.

Arzneimittelbild

Konstitution

Junge, kräftige, jedoch unruhige, schreckhafte Tiere.

Leitsymptome

Plötzliches, heftiges Auftreten der Krankheitserscheinungen; harter, schneller Puls, lautes Herzpochen (oft mit bloßem Ohr hörbar); hohes Fieber mit Zittern; trockene Haut; Überempfindlichkeit gegen alle Vorkommnisse (Licht, Gerüche, Geräusche); Angst vor allem.

Modalitäten

<	- Trockenes, kaltes Wetter, kalter Wind, Zugluft - Gegen Mitternacht (Koliken) - Angst, Schreck - Sonnenbestrahlung - Haare schneiden
>	- Frische Luft - Ruhe - Schweißausbrüche

Causa: Trockenes, kaltes Wetter, kalter Wind, Zugluft

Krankheitssymptome

▶ Verhalten: Unruhe, Angst, Schreckhaftigkeit; Licht-, Geräusch- und Geruchsempfindlichkeit; heftige Schmerzen; Beine werden unruhig bewegt („Ameisenlaufen"); Kraftlosigkeit.

▶ Atmungsorgane: Kehlkopfpartie schmerzhaft (berührungsempfindlich); Husten bis zum Brechreiz (schmerzhaft).

▶ Herz und Kreislauf: Puls hart und fest (selten fadenförmig); Tachykardie; Endo-, Perikarditis.

Zeichenerklärung: < = Verschlimmerung (durch), > = Besserung (durch)

- Verdauungsorgane: Schmerzhaftes Abdomen (berührungsempfindlich); nach Trinken von kaltem Wasser kommt es zu Würgen und Erbrechen; Kot schleimig, blutig; Kotdrang nach Erkältung.
- Harnorgane: Harnverhaltung; erschwertes Harnen nach Erkältung; Urin eiweißhaltig.
- Haut und Schleimhäute: Trockene Haut; alle Schleimhäute sind gerötet und trocken (Augen, Nase, Rachen, Zahnfleisch), selten feucht.
- Allgemein: Linke Seite bevorzugt.

Dosierung

Im akuten Fall als tiefe Potenz (D4, D6), evtl. auch als Hochpotenz D/C 30 oder 200 (Infekt, Erkältung, Angst, Schock), einzusetzen.
Zur Behebung von Folgeschäden der Erkrankung, z. B. bei der Behandlung eines dämpfigen Pferdes, welches infolge einer nicht ausgeheilten Erkältung durch kalten Wind eine chronische, obstruierende Bronchitis behalten hat, ist eine Hochpotenz (D30) angezeigt.
Ende der Indikation bei Schweißausbruch.

Indikationen

Das Initialstadium einer schweren Entzündung/Kolik mit allen Charakteristika des Aconitum-Bildes.

Vergleichs- bzw. Folgemittel

Apis; Belladonna; Bryonia

Aesculus

Aesculus hippocastanum, Rosskastanie

Geschichte und Herkunft

Der Rosskastanienbaum wurde von den Türken aus Kleinasien nach Europa in die Gebirge Nordgriechenlands und Albaniens eingeführt. In älteren Erdepochen war er viel weiter nach Norden verbreitet. Die Tinktur aus Blüten und Blättern wurde gegen Venenleiden und Magen-Darmkrämpfe genutzt, ehemals in der Türkei auch die Früchte zur Behandlung der „keichenden" Pferde.

Botanik

Sommergrüner Baum, der zur Familie der Hippocastanaceae gehört und bis zu 200 Jahre alt werden kann; die maximale Höhe ist 25–30 Meter, die Blätter sind groß und fingerförmig.
Die Blütezeit ist Mai bis Juni. Es werden 1–3 braunglänzende Samen in fleischiger, stacheliger Fruchtkapsel gebildet.

Standort

Bevorzugt schattige und feuchte Gebiete, begleitet Flussläufe.

Verwendete Teile

Zur Zeit der Fruchtreife gesammelte geschälte Samen (Kastanien).

Inhaltsstoffe

Saponin = Aescin; Flavone; Cumarine; fettes Öl; Sterine; Kohlenhydrate; Askorbinsäure; Proteine.

Zeichenerklärung: < = Verschlimmerung (durch), > = Besserung (durch)

Pharmakologie und Toxikologie

Erhöhung der Kapillarresistenz gegen Fragilität und Permeabilität; antithrombische Wirkung durch Steigerung der natürlichen Plasma-Antithrombin-Aktivität, antihämolytische und antihämorrhagische Eigenschaften (umstritten); Steigerung der Blutumlaufgeschwindigkeit und des venösen Rückflusses, Tonisierung der arteriovenösen Anastomosen; spasmolytische Wirkung.

Lokal wirkt Aescin entzündungserregend, nach Prämedikation zeigt es im Tierversuch an einer Reihe von Modellen entzündungswidrige Eigenschaften! Vergiftungserscheinungen: Erbrechen, Durchfall, starker Durst; Pupillenerweiterung; Sehstörungen; Somnolenz bis Delirium; seröse Ergüsse an Herzbeutel, Brust- und Bauchhöhle.

Arzneimittelbild

Durch das gesamte Prüfungsbild lässt sich die venöse Stase verfolgen (Mezger).

Konstitution

Rheumatisch-gichtisch, Gelenkschmerzen wandernd, besonders in Vordergliedmaßen, Kreuzbein und Lende; Blutandrang zu Herz, Lunge, Gehirn, Haut und Uterus; Neigung zu Hämorrhoiden.

Leitsymptome

Trockene Katarrhe im Nasenrachenraum, häufig mit venöser Zeichnung; venöse Stauung im kleinen Becken (Hämorrhoiden); Rheuma besonders im Kreuzbein-/ Lendenbereich.

Organotropie

Wirkung auf das venöse Gefäßsystem.

Modalitäten

<	- Alles, was venöse Stauung fördert (heißes Wetter, heiße Waschung, Stehen, usw.) - Alles schlechter am Morgen
>	- Ausgiebige Bewegung - Arbeiten in frischer Luft

Krankheitssymptome

▶ Verhalten: Lebhaft, aber unwillig bei der Ausbildung (Reitpferd) und physischer Arbeit, unbeständig.

▶ Kopf: Berührungsempfindlich, besonders an der Stirn und über dem rechten Auge; das Weiße der Augäpfel, besonders bei Hunden, zeigt stark gefüllte Äderchen; intensiver Tränenfluss.

▶ Atmungsorgane: Fließschnupfen mit wässriger wundmachender Absonderung; trockener Husten, ständiger Drang zum Schlucken, obwohl keine deutlichen Anzeichen einer Entzündung im Rachen zu sehen sind (Primärstadium der Entzündung des Nasen-Rachenraumes), aber auch Trockenheit mit deutlich gefüllten Gefäßen.

▶ Herz und Kreislauf: Der Herzschlag erscheint mühsam und schwer, zeitweilig von einem Herzjagen (kompensatorisch?) abgelöst; Stauung in den Gefäßen der Extremitäten infolge von Gefäß- und Herzschwäche; Neigung zu perivaskulären Ödemen.

▶ Verdauungsorgane: Schmerzhafte trockene Maulhöhle; schmerzhaftes Hervorwürgen von gelblichem Schleim, wobei eine Bewegungsbehinderung durch ausstrahlende Schmerzen zum Rücken und zu den Lenden zu beobachten ist; heftige Koliken; stinkende Blähungen, die bisweilen in einen übelriechenden Durchfall übergehen; der Kot wird oft mühsam abgesetzt, es kann zum Mastdarmvorfall kommen; der Kot ist zu Beginn dunkel, fast schwarz und wechselt dann die Farbe nach lehmartig bis weiß; Hämorrhoiden sind beim Tier selten.

► Harnorgane: Häufige und spärliche Harnabsonderung mit Schmerzen in der Nierengegend; der Urin ist trübe mit einem dickschleimigen Satz.

► Geschlechtsorgane, weiblich: Empfindlicher Uterus, der vergrößert und verhärtet ist mit Pulsieren im kleinen Becken und Schmerzausstrahlung zur Iliosakral-Gegend; Stauung der Gebärmuttergefäße kann während der Trächtigkeit zu lumbagoähnlichen Zuständen führen.
Geschlechtsorgane, männlich: Bei Hengsten, Bullen und Rüden Deckunlust infolge Penisschmerzen; Prostataschwellung.

► Bewegungsapparat: Schmerzen im Kreuz-, Lenden- und Hüftbereich, die durch Stauung der Gefäße und nicht durch Erkrankungen der Wirbelsäule hervorgerufen werden.

Dosierung

D1–D3, 2–3x täglich über längere Zeit; überwiegend organotroper Einsatz.

Indikationen

Chronisch rezidivierende Rachenkatarrhe, Pharyngitis follicularis; Gastritis, chronische Obstipation; Varizen; Metropathien, Parametritis.

Vergleichsmittel

– Capsicum, Hamamelis, Hydrastis, Kalium bichromicum, Phytolacca: Rachensymptome
– Acidum fluoricum, Calcium fluroricum, Hamamelis (Entzündungen): Venenmittel
– Aloe; Collinsonia

Agaricus

Agaricus muscarius, Amanita muscaria, Fliegenpilz

Botanik

Der Fliegenpilz gehört zur Familie der Amanitaceae.

Herkunft

Europa, Sibirien, Nordamerika, Südafrika.

Verwendete Teile

Frischer Fruchtkörper.

Inhaltsstoffe

Zahlreiche Basen; Cholin; Azethylcholin; Muscarin; Muscaridin; Bufotenin; Ibotensäure; Muscaron; Butytrimethylammonium; Selen; Vanadium.

Arzneimittelbild

Agaricus muscarius findet vor allem bei Krämpfen und Lähmungen Anwendung.

Leitsymptome

Spasmen; lähmende Schwäche; Durchblutungsstörungen; Kälteempfindlichkeit; quälender Durst.

Zeichenerklärung: < = Verschlimmerung (durch), > = Besserung (durch)

Organotropie

Wirkung auf das ZNS und auf das vegetative Nervensystem (Paraysympathikus), auf Muskulatur und Blase.

Modalitäten

< | - Aufregung
  | - Morgens
  | - Leichte Berührung
  | - Witterungsbelastung (besonders bei Sonneneinstrahlung)
  | - Vor und nach der Brunst
  | - Nach übermäßiger Belastung
  | - Nach der Fütterung

> | - Im Freien
  | - Nach Kot- und Harnabsatz

Krankheitssymptome

▶ Verhalten: Erregung, Ausgelassenheit oder Apathie; Neigung zu aggressivem Verhalten.
▶ Kopf: Speichelfluss bei trockenem Rachen; angespanntes Gesicht, Muskelzucken; Nystagmus (Augenpendeln); Neigung zum Augenreiben; Lidkrämpfe.
▶ Atmungsorgane: Atemnot; krampfartige Hustenanfälle; Niesen (vor allem Kleintiere).
▶ Herz und Kreislauf: Puls zuerst heftig, dann verlangsamt; die anfängliche Erregung geht in Erschöpfung über, bis zum Kollaps (Anamnese!).
▶ Verdauungsorgane: Schlundkrämpfe; Trockenheit im Rachen; Zittern der Zunge; Übelkeit, Erbrechen; Anfälle von Heißhunger; Gliederzittern nach der Futteraufnahme; Durst; Aufstoßen mit üblem Geruch; starke Blähungen.
▶ Harnorgane: Harndrang, -träufeln; Stocken des Harnstrahls.

- Geschlechtsorgane, weiblich: Juckreiz an der Scham.
  Geschlechtsorgane, männlich: Nach Hypersexualität sexuelle Schwäche und Störungen.
- Bewegungsapparat: Schmerzhaftigkeit im Rückenbereich; Muskelzuckungen (besonders des M. longissimus dorsi = langer Rückenmuskel); unkontrollierte Bewegungen; verminderte Muskelkraft.
- Haut: Wegen der Durchblutungsstörungen kommt es zu Schüttelfrost, an Erfrierung erinnernde Erscheinungen auch bei Wärme; Juckreiz; heiße und kalte, klebrige Schweiße (Kolik); Schmerzempfindlichkeit.

Dosierung

Nicht unter D6!
Bei epileptiformen Anfällen 1 x tgl. 5–8 Tropfen D6, bis 10 ml verbraucht sind; danach Calcium phosphoricum.
Zitterkrankheit der Ferkel: D/C30

Indikationen

Choreatische (von griechisch Tanz, Veitstanz) und epileptiforme Zustände; Blasenlähmung; Lidkrämpfe; Zitterkrankheit der Ferkel; Tremor hört während des Schlafes auf.

Vergleichsmittel

- Arsenicum, Tarantula hispanica, Zincum (Zittern hält im Schlaf an): Choreatische Zustände
- Lachesis: Berührungsempfindlichkeit
- Aloe, China, Natrium sulfuricum, Nux moschata: Durchfall mit Blähungen

Zeichenerklärung: < = Verschlimmerung (durch), > = Besserung (durch)

Apis mellifica

Honigbiene

Geschichte

Anlass zur homöopathischen Anwendung von Apis haben die Indianer gegeben, die seit langem getrocknete und gepulverte Honigbienen mit Erfolg bei Wassersucht anwenden. Die Bienengifttherapie wurde systematisch vor über 100 Jahren von Hering eingeführt. Seitdem gehört Apis zu den wichtigsten Polychresten.

Zoologie

Apis mellificia gehört zur Familie der Hymenopterae.

Herkunft

Die Honigbiene kommt in Europa, Asien, Nord- und Mittelamerika vor.

Verwendete Teile

Zur Verwendung kommen nur die Arbeitsbienen, da die Drohnen giftfrei sind. Das Tier wird nach der Tötung mit 60 % Weingeist nach HAB verarbeitet. Die Verreibung des Bienengiftes selbst heißt Apisinum.

Inhaltsstoffe

Biogene Amine (Histamin, Dopamin, Noradrenalin): Die allergische Wirkung des Bienenstiches ist nicht nur auf deren Histamingehalt zurückzuführen, sondern auf die Freisetzung von Histamin aus den Proteinen des Organismus, wenn sie mit fremdem Eiweiß, das im Bienengift enthalten ist, reagiert.
Nichtenzymatisch wirkende Toxine (Mellitin, Apamin, MCD, Peptid, Adolapin, Minimin).

Zeichenerklärung: < = Verschlimmerung (durch), > = Besserung (durch)

Enzyme: Phospholipase A, Phospholipase, Hyalurinidase, die ihre Wirkung durch ihre hydrolytischen Angriffe im Gewebe entfalten.

Pharmakologie und Toxikologie

Zellgewebsschädigende Wirkung: Es kommt zu einer hochgradigen Hyperämie und Schwellung. An der Stichstelle kann sich eine Nekrose bilden.

Hämolytische Wirkung: Steht den Saponinen nahe, ohne dass Saponin festzustellen ist – aus dem gleichen Grund ist auch eine Ähnlichkeit mit dem Schlangengift Crotalotoxin vorhanden.

Blutdrucksenkende und darmanregende Wirkung beruht auf dem Histamin.

Neurotoxische Wirkung: Krämpfe und Lähmungserscheinungen bei hohen Bienengiftkonzentrationen.

Arzneimittelbild

Apis wirkt auf das Zellgewebe und verursacht rote Quaddeln mit weißem Zentrum, ödematöse Schwellungen, Erythem.

Leitsymptome

Akutes Einsetzen der Krankheitssymptome in voller Stärke; brennend, juckend; rapide Exsudation bzw. Transsudation; Unverträglichkeit von Hitze; Berührungsempfindlichkeit; Stich in Nähe der Epiglottis kann durch rasche Ödembildung den Tod durch Ersticken verursachen; Trockenheit im Maul ohne Durst; ausgeprägte Links-Lateralität.

Organotropie

Haut und Schleimhäute; seröse Häute (Hirnhäute, Pleura, Bauchfell, Synovia der Gelenke); Ovarien.

Modalitäten

<	- Wärme in jeder Form - Berührung, besonders Kopfhaut, Hals und Ovarialgegend
>	- Kälte, die Beschwerden werden durch kaltes Wasser und kalte Luft gelindert

Causa: Bienen- und Insektenstiche

Krankheitssymptome

▶ Kopf: Erysipelatöse Entzündung der Kopfhaut und des Gesichtes; Kopfschmerz; geschwollene Tonsillen und Glottisödem.

▶ Atmungsorgane: Niesen; Hydrothrorax; brennende Schmerzen im Thorax, Erstickungsanfälle, Atemnot.

▶ Herz und Kreislauf: Puls beschleunigt, voll und kräftig.

▶ Verdauungsorgane: Zunge trocken; ödematöse Schwellungen aller Schleimhäute des Maules; Erbrechen; gelblich-schleimige Stühle; Stuhl tritt unwillkürlich aus dem After.

▶ Harnorgane: Häufiger Drang; Brennen.

▶ Geschlechtsorgane, weiblich: Schmerzen in der Eierstockgegend; Ödem der Labien; Abort; Eierstockzyste (vorwiegend rechts!). Geschlechtsorgane, männlich: Hodenschwellung.

▶ Bewegungsapparat: Zittern der Extremitäten; Glieder steif und kalt; Gelenkschmerzen.

▶ Haut: Blassrote, ödematöse Schwellung, brennend, juckend; berührungsempfindlich, ähnlich wie bei Nesselsucht; Erysipel oder Scharlach.

▶ Wärmeregulation: Frieren, dann Hitze und Schweiß, ohne Durst.

Dosierung

Meist D3 bis D6, bei guter Übereinstimmung mit dem Krankheitsbild auch Hochpotenzen.

Vergleichsmittel

- Crotalus und Lachesis: Die septische Tendenz ist bei diesen größer (bei Apis ist die Neigung zu Ödemen größer als die zur Eiterung; Apis vermeidet jede Berührung).
- Terebinthina und Cantharis bei Blasenkatarrhen
- Aloe bei Darmkatarrhen wegen des unwillkürlichen Abganges
- Arsenicum album, Belladonna bei Nephritis
- Bryonia sucht festen Druck (Besserung)

Zeichenerklärung: < = Verschlimmerung (durch), > = Besserung (durch)

Aristolochia clematitis

Aristolochia, Osterluzei, Bruchwurz, Fieberwurzel, Wolfskraut

Botanik

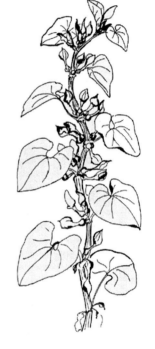

Wurzelstock lang, dünn, ausdauernd (Rhizome); Stängel bis 1 Meter hoch, unverzweigt, hin- und hergebogen; Blätter wechselständig, ei- bis herz- förmig, hellgrün, tief ausgebuchteter Grund; Blüten schwefelgelb, 2–8 aus der Blattachse wachsend, sie locken durch fauligen Geruch Fliegen an und schließen diese für kurze Zeit ein, wodurch es zur intensiven Bestäubung kommt.

Herkunft

Südliches Europa, auch Süddeutschland.

Standort

Sonnige Hänge (gilt als typisches Unkraut der Weingärten), auch Gebüschsäume und feuchte Wälder.

Verwendete Teile

Im Frühjahr werden die Blüten gesammelt, außerdem das frische Kraut zu Beginn der Blüte.

Inhaltsstoffe

Stickstoffhaltige, kristallisierte Aristolochiasäuren (Wurzel 1 %); Clema- tidin; ätherisches Öl; Gerbstoffe; Allantoin; Cholin.

Zeichenerklärung: **<** = Verschlimmerung (durch), **>** = Besserung (durch)

Pharmakologie und Toxikologie

Steigerung der Phagozytose durch Stimulation der granulären Leukozyten (Aristolochiasäure); Anregung des Regenerationsgewebes, besonders Vermehrung der Strombahnen (Allantoin); durchblutungsfördernd, entzündungshemmend bei äußerlicher Anwendung (Cholin).

Beim Menschen bei längerer Anwendung von Aristolochia Nierenschädigung bis hin zum Nierenkrebs; bei Tieren Inappetenz, Verstopfung, Nierenschäden, beim Pferd auch Atemlähmung.

Andiot: Aktivkohle.

Arzneimittelbild

Konstitution

Depressiv, ungehorsam, ärgerlich; vor allem junge Tiere.

Leitsymptome

Verzögerte, schwache, ausbleibende Brunst (wegen hormoneller Insuffizienz), besonders bei Jungrindern und -stuten; bei Metritis ist Ausfluss nur beim Aufstehen und Harnabsetzen festzustellen. Jede Form von Ausfluss führt zur Verbesserung des Allgemeinbefindens; kalte Glieder.

Modalitäten

<	- Kälte - Morgens zwischen 2 und 4 Uhr
>	- Lokale Wärme - Bewegung in frischer Luft

Krankheitssymptome

▶ Verdauungsorgane: Magen-Darm-Katarrhe in Verbindung mit hormoneller Insuffizienz (Durchfall mit starkem Tenesmus).
▶ Harnorgane: Reizblase und Zystitis mit häufigem Harndrang
▶ Geschlechtsorgane: Sterilität bei beiden Geschlechtern; Ovarialzyste.
▶ Haut: Wunden durch mechanische Überbeanspruchung (z. B. Satteldruck); Verbrennungen.

Dosierung

Für die Anwendung am nicht der Lebensmittelgewinnung dienenden Tier zugelassen ab der D4, jedoch mit dem Vermerk, dass auf die mögliche Kanzerogenität hingewiesen wird (diese wird aus der Folgerung postuliert, dass die örtliche Anwendung reiner und konzentrierter Aristolochiasäure – bei Ratten auf die Haut aufgetragen – zu Hautkrebs führe.) Bei lebensmittelliefernden Tieren ist die Anwendung grundsätzlich verboten.
Zyströse Prozesse erfordern Hochpotenzen: D/C 30–200.

Indikationen

Hauptindikationen: Weibliches hormonelles System und Harnwege.

Vergleichsmittel

– Cimicifuga
– Pulsatilla: Zutraulich, rundlich, in den Reaktionen vermindert oder verzögert
– Phytolacca
– Sepia: Widersetzlich, mager

Arnica

Arnica montana, Bergwohlverleih

Botanik

Familie der Asteraceae (Korbblütengewächse); 30–60 cm hoch; gelbe Blüten.

Herkunft

Europäische Hoch- und Mittelgebirge.

Standort

Weiden, magere Wiesen; tritt meist in Gruppen auf; vom Aussterben bedroht.

Verwendete Teile

Getrockneter und gepulverter Wurzelstock nebst Wurzeln.

Inhaltsstoffe

Ätherische Öle; Gerbstoffe; Katechin; Gallussäure; Inulin.

Pharmakologie und Toxikologie

Am Tier zeigen sich Wirkungen am Gefäß- und Nervensystem. Es kommt zur Beschleunigung der Atmung und zu Vermehrung der Schleim-, Harn- und Schweißabsonderung. Die Leitfähigkeit der Nerven und die Spinalreflexe werden vermindert, so dass Bergwohlverleih als ein typisches spinallähmendes Mittel betrachtet werden kann.

Zeichenerklärung: < = Verschlimmerung (durch), > = Besserung (durch)

Auf der Haut führt die Arnicatinktur zu starker Hautentzündung, ödematösen Hauterythemen, eiterhaltigen Blasen, oberflächlicher Gangränisierung und zu Ulzerationen.
Oral aufgenommene Tinktur führt zur Dysphagie, Auftreibung des Magens, Schmerzen und Ekelgefühl, Ruktus, Tenesmus und Diarrhoe. Es kommt zu drückenden Kopfschmerzen, Somnolenz, Vertigo, unruhigem Schlaf, zu Kollaps mit Fadenpuls und Erschwerung der Respiration. Außerdem treten starkes Herzklopfen, allgemeine Kälte des Körpers, Angst und Schwindelgefühl auf.

Arzneimittelbild

Arnica ist ein Stärkungsmittel, vor allem nach schwächenden Krankheiten und Schwergeburten, bei Erschöpfung. Außerdem ist sie ein Vorbeugemittel gegen Entzündungen nach Operationen oder Verletzungen. Eine verstärkte Wirkung wird von Pflanzen aus sonnigen Höhenlagen (im Herkunftsgebiet) beobachtet.

Konstitution

Muskulös; zur Hypertonie neigend (wirksam jedoch auch bei allen anderen Konstitutionen).

Leitsymptome

Trauma; Muskel- und Gelenkverletzungen wie Zerrungen, Prellungen, Quetschungen, Verrenkungen, Verstauchungen, Blutergüsse; Bewegungsdrang; Blutandrang zum Kopf.

Modalitäten

<	- Bewegung
	- Nachts
>	- Liegen und Ruhe

Zeichenerklärung: < = Verschlimmerung (durch), > = Besserung (durch)

Krankheitssymptome

- ▶ Verhalten: Ängstlich, schreckhaft; Furcht vor Berührung schon bei Annäherung (z. B. Melkakt: Milchhochziehen); stumpf, benommen; Taumeln; Schlummersucht; unruhiger Schlaf; schmerzhafte Überempfindlichkeit am ganzen Körper.
- ▶ Atmungsorgane: Geblähte Nüstern; Nasenbluten; Schnupfen; Husten.
- ▶ Herz und Kreislauf: Deutlich hörbares Herzklopfen; beschleunigter Puls; Blutdrucksteigerung; Blutfülle der Kopfgefäße.
- ▶ Verdauungsorgane: Übler Geruch aus dem Maul, nach faulen Eiern; Aufstoßen; Koliken; unwillkürlicher Stuhlgang nachts im Schlaf; schleimiger, eitriger oder blutiger Durchfall.
- ▶ Geschlechtsorgane, weiblich: Abort (Cave ∅!).
- ▶ Bewegungsapparat: Schmerzempfindlichkeit aller Gelenke bei der geringsten Bewegung; Venen erweitert.
- ▶ Haut: Blutergüsse beim geringsten Stoß; Petechien; für äußerliche Anwendung: heiß, geschwollen, rot; wie Erysipel mit dunkler Rötung; Furunkulose mit geringer Eiterbildung; nässende Dermatitis; Pusteln mit Fieber; Brüchigkeit der Hautgefäße (Blutergüsse).
- ▶ Wärmeregulation: Frösteln über den ganzen Körper.

Dosierung

Am wirksamsten sind D3, D12, D30; D4 indolent; bei Schmerzen alter Verletzungen Hochpotenz-Gaben in mehrmaligen Injektionen (einige Wochen); bei Schockzuständen D12 als Injektionen (5 ccm bei Kleintieren, 10 ccm bei Großtieren); bei Erschöpfung, starken Luftdruckschwankungen, Hitze D30–200; bei Kollaps D3.
Das Ende der Indikation wird angezeigt, wenn die Temperatur sich wieder normalisiert und wenn die Wunden gute Heilungstendenz aufweisen.

Vergleichsmittel

- – Bellis perennis: Die Schwester von Arnica, wirkt z. B. bei Zitzenverletzungen besser als Arnica; Bellis zeigt Schwäche und Langsamkeit, Arnica hingegen zeigt Schmerzen und Furcht vor Berührung.
- – Symphytum: Das Arnica des Nordens und der Knochen

Arsenicum album

Acidum arsenicosum, Arsentrioxid, Weißer Arsenik, As_2O_3

Inhaltsstoffe

Arsen und Sauerstoff; weißliches, geruchloses, leicht sauer schmeckendes Pulver; Arsentrioxid zählt zu den lebenswichtigen Spurenelementen und wirkt auf alle Körperzellen (Mezger).

Toxikologie

Sehr giftig! Letale Dosis beim Menschen: 0,1 g; Arsenicum ist Bestandteil von Rattengift.
Erbrechen (Galle und Schleim); Atonie des Pansen und heftiger Durst (Hund, Katze und Schwein); Durchfall; Leibschmerzen; Schwäche, Kollaps, Todesangst; trockene Haut, die schuppt; Hyperkeratose; vasomotorische Störungen, bis hin zum Blauwerden; Gefäßstörung, die zu Gangrän führt; Nägel und Zähne fallen aus; Schwanken, Zittern; der Tod tritt innerhalb von ein bis zwei Stunden ein.

Arzneimittelbild

Arsenicum album wirkt vorwiegend bei chronischen, langdauernden Krankheiten mit großer Schwäche, Trockenheit.

Konstitution

Hinfällige, kachektische Tiere mit Kollapsneigung; vorher ruhige Tiere erfahren durch die Erkrankung eine Verhaltensänderung, werden unruhiger, manchmal sogar bösartig (Angstbeißer).

Leitsymptome

Große Schwäche und Müdigkeit, „Facies hippocratica"; großer Durst mit häufigem Trinken in kleinen Schlucken; Unruhe, rasche Abmagerung durch Gewebeabbau und Flüssigkeitsverlust, dabei rasches Sinken der Kräfte; Anämie, Tiere erscheinen älter als sie wirklich sind; Periodizität der Symptome und Intermittens.

Organotropie

Wirkung auf die Niere, große Parenchyme, endokrine Organe und die Haut (Trockenheit).

Modalitäten

<	- Nachts (0–3 Uhr) - Nasse Kälte, Zugluft - Ruhe - Kalte Speisen und Getränke
>	- Äußere Wärme (trockene und feuchte Umschläge) - Sättigung - Mäßige Bewegung

Causa: Wechselhaftes Wetter (vor allem Wechsel von warm nach kalt); Krankheiten, die einen Kräfte- und Säfteverlust mit sich ziehen (Vergiftungen)

Krankheitssymptome

▶ Verhalten: Unruhe, verbunden mit (Todes-)Angst; vor der Erkrankung sind die Tiere selbständig und aufgrund ihrer Eigensinnigkeit (z. B. bei der Futterwahl) schwer erziehbar; Putzzwang (Katzen); empfindlich gegen Sinneseindrücke (z. B. Licht) und Geräusche; eifersüchtig, kein enger Kontakt zu Artgenossen.

▶ Kopf: Angeschwollen; eiskalt; juckende, schuppige, empfindliche Kopfhaut.

▶ Atmungsorgane: Trockener Husten bis zu Erstickungsanfällen; Atemnot (besonders nachts); Schnupfen mit spärlichem wässrigen Ausfluss.

Zeichenerklärung: < = Verschlimmerung (durch), > = Besserung (durch)

▶ Herz und Kreislauf: Trockene blasse Schleimhäute; Herzklopfen; Puls klein und unregelmäßig; Zittern und Schwäche.

▶ Verdauungsorgane: Durst; Abneigung gegen Fleisch (auch bei Fleischfressern); chronische, übelriechende und unstillbare Durchfälle, z. T. mit Blut oder Erbrechen einhergehend.

▶ Harnorgane: Ständiger Harndrang (besonders nachts); Urin wird spärlich und unter Brennen abgesetzt.

▶ Geschlechtsorgane, weiblich: Metorrhagie oder Metritis; wenig Ausfluss.

▶ Bewegungsapparat: Aufstehen ist mühsam; Steifheit, Lähmungen, Zittern, Spasmen; stechende Geschwüre, diabetische Ulcera.

▶ Haut und Schleimhäute: Trockener, kalter Schweiß; juckende Absonderungen; Ekzeme; feuchte, schmierige, ätzende oder trockene, schuppende und nässende Geschwüre mit scharfen Sekreten; blutige Karzinome; Juckreiz.

Dosierung

Potenzen ab D6–D/C200, Hochpotenzen bei Intoxikationen.
Bei akuten Erkrankungen nicht sofort geben, erst wenn keine Besserung eintritt und bei lebensbedrohlichem Allgemeinbefinden (evtl. Parvovirose).
Ende der Indikation: Bei Besserung des Durchfalls und seiner Folgeerscheinungen (z. B. des Herz-Kreislaufsystems).

Indikationen

Ödemkrankheit des Schweines (Colienterotoxämie), kombiniert mit anderen Arzneimitteln; bei Eiweißvergiftung, Futterintoxikationen, -unverträglichkeit (Okoubaka); bei Erkrankungen mit den Kardinalsymptomen Jucken, „Brennen" und Unruhe; Arsenicum ist einsetzbar bei schweren Erkrankungen mit großem Durst, der in kleinen Schlucken gestillt wird; auch in Kombination mit anderen Mitteln.

Vergleichsmittel

- Aconitum: Unruhe, Todesangst, Juckreiz aufgrund einer nicht ausreichenden Sauerstoffversorgung (während bei Arsenicum album das Gewebe mangelhaft mit Sauerstoff versorgt wird, liegt bei Aconitum der Hauptangriffspunkt am Gefäßsystem).
- Acidum nitricum; Apis; Apocynum; Argentum nitricum; Camphora; Carbo vegetabilis, China (Vergiftung); Echinacea; Ipecacuanha; Lachesis; Rhus toxicodendron (Unruhe, die im Gegensatz zu Arsenicum album bei Bewegung bessert); Phosphorus; Veratrum album (Störungen des Herz-Kreislaufsystems)
- Komplementäre Mittel: Phosphorus, Allium sativum

Zeichenerklärung: < = Verschlimmerung (durch), > = Besserung (durch)

Asarum europaeum

Asarum, Haselwurz

Geschichte

Vor der Entdeckung der Brechwurz im
16. Jahrhundert war Asarum das einzige
zuverlässige Brechmittel.

Botanik

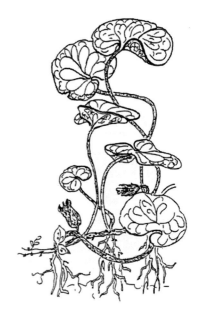

Familie der Aristolochiaceae, der Oster-
luzeigewächse; ausdauerndes, ca. 15 cm
hohes Kraut mit kriechendem, braunem
Rhizom; Blätter beharrt, Oberseite dun-
kelbraun, Unterseite gelblich-grün; ver-
steckte Einzelblüten nicken an kurzen
Stielen mit außen bräunlich-grüner, innen purpurner Farbe; die Pflanze hat
einen kampferartigen Geruch.

Herkunft

Zentral- und Südeuropa, Westasien.

Standort

Unter Hecken und Gebüsch humusreicher Laubwälder (besonders Bir-
ken- und Eichenwälder), liebt Kalkböden.

Verwendete Teile

Frischer Wurzelstock.

Inhaltsstoffe

Ätherisches Öl mit 30–50 % Asaron, Diasaron, Asarylaldehyd, Zitronen-
säure, Sequiterpen, Allantoin u. a.

Pharmakologie und Toxikologie

Asaron wirkt stark reizend, vor allem auf die Magenschleimhaut, und
löst dadurch Erbrechen aus.

Arzneimittelbild

Konstitution

Etwas stupide, leicht irritierbare Tiere mit deutlich erkennbarer Wetterfühligkeit; Neigung zu Frösteln auch in heißer Umgebung.

Leitsymptome

Beschwerden sind heftig und belastend; trotz heftigen, harten Hustens ist
die Lunge nicht beteiligt; Schwindel zentralen Ursprungs (nach Erbrechen vorbei); schwere Entzündungen in der Maulhöhle, den oberen
Atemwegen, Magen und Darm; Niere fast stets mitbeteiligt, seltener Le-
beraffektionen; Tendenz der Krankheitserscheinungen, sich nach kranial
auszudehnen, z. B. vom Dickdarm zum Dünndarm oder erst Durchfall,
dann Erbrechen.

Modalitäten

<	- In nüchternem Zustand
>	- Erbrechen (!) - Bewegung - Frische Luft

Zeichenerklärung: < = Verschlimmerung (durch), > = Besserung (durch)

Krankheitssymptome

▶ Verhalten: Ausdruck der zentralen Störungen sind Taumeln und Schwindelerscheinungen, „schwebender Gang" (wie Dummkoller oder bei der Ödemkrankheit der Schweine).

▶ Kopf: Luftsackentzündung.

▶ Atmungsorgane: Heftige, harte Hustenstöße bei Entzündung von Pharynx und Trachea; die Nasennebenhöhlen sind beteiligt.

▶ Verdauungsorgane: Magen- und Darmentzündungen erzeugen heftige Koliken, die beim Pferd besonders gefährlich sind (Magenruptur!); bei anderen Tieren tritt Erbrechen und damit Besserung auf; breitflächig entzündete Schleimhäute von der Maulhöhle über den Ösophagus bis hin zur Trachea; Colitis.

▶ Harnorgane: Sehr schmerzhafte Nierenaffektionen, die bis in die Lendengegend ausstrahlen können, dadurch große Bewegungsbeschwerden und starke Berührungsempfindlichkeit im Nierenbereich; erschwertes Aufstehen mit nachfolgendem Zittern.

▶ Geschlechtsorgane, weiblich: Anöstrie infolge ovarieller Insuffizienz.

▶ Bewegungsapparat: „Rheumatische" Schmerzhaftigkeit der Gelenke.

▶ Haut und Schleimhäute: Besonders in der Lenden- und Kreuzpartie können erysipelartige Entzündungen auftreten, die sehr berührungsempfindlich sind.

Dosierung

Tiefe Potenzen ab D6 bei Erkrankungen durch äußere Einflüsse (Wetter oder Trauma); höhere Potenzen bei inneren Störungen (Allergie); alle Symptome sind im Zusammenhang mit den zentralen Störungen zu sehen, ihr Verschwinden beendet die Indikation für Asarum.

 Cave! Bei der Anwendung von Asarum bei der Kolikbehandlung der Pferde besteht die Gefahr einer Magenruptur.

Zeichenerklärung: **<** = Verschlimmerung (durch), **>** = Besserung (durch)

Vergleichsmittel

- China: Folge von Säfteverlust; periodisch auftretende Beschwerden; schlimmer nach dem Fressen; beständig hungrig, aber schnell satt
- Colocynthis: Schmerzhafte Krämpfe im Magen-Darm-Bereich; Erbrechen auf dem Höhepunkt der Kolik bringt keine Erleichterung; Besserung durch Zusammenkrümmen
- Ipecacuanha: Erbrechen nüchtern oder unmittelbar nach Nahrungsaufnahme, jedoch ohne Erleicherung
- Nux vomica: Übelkeit nach dem Fressen, selten Erbrechen, wenn, dann nur mit großer Anstrengung

Zeichenerklärung: < = Verschlimmerung (durch), > = Besserung (durch)

Belladonna

Atropa belladonna, Tollkirsche

Botanik

Familie der Solanaceae; verwandt mit Hyoscyamus, Stramonium, Mandragora, Capsicum, Dulcamara und Tabacum.

Herkunft

Europa, Asien, Südamerika und Nordafrika.

Standort

Berggegenden, Laubwälder, Waldränder.

Verwendete Teile

Frische Pflanze mit Wurzelstock, am Ende der Blütezeit.

Inhaltsstoffe

L-Hyoscyamin, Atropin, Cholin, Scopolamin (in der Wurzel), Atropamin.

Pharmakologie und Toxikologie

Die genannten Alkaloide sind Spasmolytika, Vagushemmstoffe. Nach Aufnahme von diesen Alkaloiden kommt es in kurzer Zeit zu Trockenheit im Maul, Durst, Schluckbeschwerden und Pupillenerweiterung. Tachykardie, Blutfülle des Kopfes, Schwindel und Fieber folgen. Übererregbarkeit, Muskelschwäche, Aphonie, Kreislauf- und Ateminsuffizienz (Zyanose der Schleimhäute) sind weitere Stadien der Vergiftung, die bis zum Tode führen können. In weniger dramatischen Fällen sind

Zeichenerklärung: < = Verschlimmerung (durch), > = Besserung (durch)

die Symptome schwächer, oder es kommt nach kurzer Bewusstlosigkeit allmählich zur Erholung.

Arzneimittelbild

Konstitution

Sensible, temperamentvolle Tiere, z. B. Vollblüter.

Leitsymptome

Höhepunkt der Erkrankung (Krisis); Periodizität der Symptome; Folgemittel von Aconitum; Überempfindlichkeit gegen äußere Eindrücke; gesteigerte Körperfunktionen: Fieber, Blutandrang zum Kopf, voller, schneller Puls, Schweißausbruch, der keine Erleichterung bringt.

Organotropie

Parasympathicus und ZNS, periphere Nerven.

Modalitäten

<	- Feuchte Kälte, Zugluft - Aufregung - Hinlegen - Abends und nachts
>	- „Rückwärtsbeugen" (Durchbiegen des Rückens)

Krankheitssymptome

▶ Verhalten: Übererregbarkeit; Zähneknirschen; Ruhelosigkeit, wie im Delirium.
▶ Kopf: Arterielle Pulsation; Pupillen weit; Gefäße deutlich injiziert und Schleimhäute hochrot; Meningismus.
▶ Atmungsorgane: Trockene Nase, Niesen und Husten; Brüllhusten.

Zeichenerklärung: < = Verschlimmerung (durch), > = Besserung (durch)

- Herz und Kreislauf: Schneller, kräftiger Puls; Pulsieren der Carotiden; plötzliches Fieber mit heißem Schweiß.
- Verdauungsorgane: Schluckbeschwerden; Magen-Darm-Spasmen; Zunge trocken und geschwollen; Erbrechen; Durchfall.
- Harnorgane: Ständiger Harndrang; heller Harn; schmerzhaft beim Absetzen.
- Geschlechtsorgane, weiblich: Uterusspasmen.
  Geschlechtsorgane, männlich: Unwillkürliche Erektion.
- Bewegungsapparat: Krämpfe, bis hin zu tetanischen Erscheinungen; arterielle Pulsation am ganzen Körper; Gelenke geschwollen, Rücken schmerzhaft, zum „Rückwärtsbeugen" zwingend.
- Haut: Rötung, Schwellung, Schweißausbruch; das Euter ist z. B. rot, hart und heiß; trockene Schleimhäute.

Dosierung

D3–D6 und Hochpotenzen im akuten Zustand, baldige Besserung muss eintreten.

Indikationen

Gehirn-Hyperämie; (initiale) Fieberzustände; grippale Infekte; Otitis media; Lungenstauung; Erysipel; Angina; Rehe im Anfangsstadium; Lumbago im akuten Zustand.

Vergleichsmittel

Atropinum sulfuricum; Bryonia; Hyoscyamus; Mandragora

Bryonia

Bryonia cretica, Bryonia dioica, Rotbeerige Zaunrübe,
Teufelsrübe; Bryonia alba, Weiße Zaunrübe

Hahnemann hat Bryonia alba geprüft. Heute
wird Bryonia alba jedoch fast immer durch
die gleichwertige Bryonia cretica ersetzt.

Botanik

Familie der Cucurbitaceae (Kürbisgewächse); krautige, 2-häusige, bis 3 Meter lange
ausdauernde Kletterpflanze mit rübenför-
miger Wurzel; Blätter lappig und rau; Blüten 5-spaltig, klein, blattachselständig, gelb-
lichweiß; die Beeren sind erbsengroß und
zuletzt scharlachrot; die Pflanze führt einen
scharfen Milchsaft.
Blütezeit: Juni bis Juli.
Früchte: August bis September.

Herkunft

Südeuropa, Mitteleuropa (besonders im Nordosten), Amerika.

Standort

Wegränder, Gebüsche, Hecken, Zäune.

Verwendete Teile

Wurzel, die vor der Blütezeit der Pflanze geerntet wird.

Inhaltsstoffe

Cucurbitacine (Kaffeesäure), Bryonidin, Byronid, Saponin u. a.

Zeichenerklärung: < = Verschlimmerung (durch), > = Besserung (durch)

Pharmakologie und Toxikologie

40 Beeren gelten für Erwachsene, 15 Beeren für Kinder als tödlich. Nach 6–8 Beeren treten Vergiftungserscheinungen auf.
Bei Berührung: Hautreizung mit Rötung und Blasenbildung.
Bei Einnahme: Übelkeit, Erbrechen; Erregung; Schwindel; blutiger Durchfall; heftige Koliken; tetanusartige Krämpfe; Nierenschädigung; rascher Puls; zuletzt Atemlähmung.

Arzneimittelbild

Konstitution

Kräftige, reizbare, immer auf Abwehr bedachte Tiere, z. B. im Training stehende Vollblüter.

Leitsymptome

Großer Durst auf kaltes Wasser (Trinken in langen Zügen); in- und externe Schmerzen lösen heftige Abwehrbewegungen aus; Fieber steigt abends deutlich an.

Modalitäten

<	- Bewegung - Kälte jeglicher Art - Wechsel von drinnen nach draußen - Wärme verschlimmert Husten
>	- Nach Trinken größerer Mengen kalten Wassers - Nach starkem Druck - Wärme - Ruhe - Ausscheidung eines teigigen Stuhls bessert Verdauungsprobleme - Frische Luft bessert Husten

Causa: Immer Einwirkung von außen (Infektion, Erkältung, etc.)

Zeichenerklärung: **<** = Verschlimmerung (durch), **>** = Besserung (durch)

Krankheitssymptome

▶ Verhalten: Der ruhig liegende oder stehende Patient reagiert fast bösartig auf Störungen und ist deshalb schwierig zu untersuchen.

▶ Kopf: Übelkeit; Schwindel; Schwäche beim Aufstehen; Nasenbluten (vornehmlich morgens); Trockenheit des Mauls.

▶ Harnorgane: Harndrang verbunden mit Inkontinenz; Nierenschmerzen im Anschluss an eine Erkältung; Harn dunkel, fast rotbraun, aber ohne Satz.

▶ Verdauungsorgane: Belegte Zunge; Aufstoßen, Übelkeit, Erbrechen; Gastritis (besonders nach dem Fressen oder nach dem Trinken kalter Flüssigkeit).

▶ Alle Organe und Körperpartien können von Bryonia erfasst werden.

▶ Schmerzhaftigkeit: Kopf-, Hals- und Rückenmuskeln; Gelenke; alle Synovialorgane; Mammae bei allen Tieren.

▶ Immer korrespondierende Formen, niemals isoliertes Krankheitsbild: Lunge – Brustfell, Verdauungsorgane – Bauchfell, Nieren – Blase, Gebärmutter – Eierstock.

▶ Überall tritt die Krankheit heftig auf.

▶ In allen Organen herrscht Trockenheit vor: Trockener Husten ohne Auswurf; Darmstörungen mit Verstopfung; Bronchitiden und Mastitiden ohne Sekretfluss.

▶ Das ganze Krankheitsbild ist durch Sekretverhaltung charakterisiert.

Dosierung

In der Regel wird die D4 angewendet. Das Verschwinden der Schmerzen beendet die Indikation, auch wenn noch klinische Symptome vorliegen. Mastitiden und Brochitiden erfordern Hochpotenzen (D30).

Vergleichsmittel

– Kalium carbonicum, Phosphorus, Sulfur als Folgemittel bei Pleura- und Lungenaffektionen

– Aconitum, Apis, Belladonna bei Entzündungen

Zeichenerklärung: < = Verschlimmerung (durch), > = Besserung (durch)

- Colocynthis; Ecballium elaterium
- Ferrum phosphoricum ist komplementär zu Bryonia (Mezger).
- Alumina gilt als chronisches Mittel von Bryonia (Clarke).

Cactus

Cactus grandiflorus, Selenicerus grandiflorus, Königin der Nacht

Botanik

Familie der Cactaceae, Stammpflanze Selenicerus grandiflorus; Stammsukkulente Pflanze mit langen, schlangenförmig kriechenden, 1 bis 2,5 cm dicken Stängeln; Stängel unten 5–8-kantig, im weiteren Verlauf mehr rund sich verzweigend; Farbe grünlich-blau. Auf den vorspringenden Längsrippen befinden sich Alveolen mit nadelförmigen Stacheln und weißfilzig gekräuselten Haaren. Aus den Wurzeln entspringen zahlreiche Luftwurzeln. Die Blüten sind bis zu 30 cm lang, haben eine vielblättrige Hülle und duften stark nach Vanille. Sie bilden sich im Gewächshaus von Juni bis Juli, öffnen sich am Abend und sind morgens bereits verblüht. Die Frucht ist eine stachelige gänseeigroße Beere von orangegelber Farbe mit weißem Fruchtfleisch.

Herkunft

In Mittelamerika wild, in warmen europäischen Ländern kultiviert.

Verwendete Teile

HAB: Frische junge Stängel, die im Juli geerntet werden.
Britische Pharmakopoe: Schößlinge und Blüten.

Inhaltsstoffe

Die Inhaltsstoffe sind bislang noch nicht eindeutig identifiziert. Schindler (1955) nennt das Alkaloidgemisch Cactin, Brown (1970) konnte gaschromatographisch mehrere Alkaloide feststellen. Es werden außerdem glykosidische und harzartige Substanzen genannt.

Pharmakologie und Toxikologie

Die Wirkung von Cactus ist eher nitritartig als gylcosidisch. Ein in vitro durch Alkohol und Aconit verursachter Herzstillstand kann durch Cactus aufgehoben werden. Cactus ruft bei der AMP keine Änderung am EKG hervor.

Arzneimittelbild

Konstitution

Athletisch-hyperplastisch oder pyknomorph; starker Sympathikotonus mit gesteigerter Erregbarkeit und erhöhtem Energieverbrauch; einförmige, grobe Bewegungsformen.

Leitsymptome

Gefühl von Zusammenschnüren und Gepacktsein an Kopf, Schlund, Brust, Herz, Mastdarm, Blasenhals und Uterus „als ob ein eisernes Band die Bewegung des Herzens behindere"; heftige Zirkulationsstörungen (nervös und organisch); Blutungen, die mit Herzleiden in Beziehung zu stehen scheinen; infolge von Stauungen schwärzliche Blutungen aus allen Körperhöhlen.

Modalitäten

<	- Liegen auf linker Seite
	- Beengung
	- Anstrengung
	- Wind, Gewitter, Föhn, Zugluft
	- Licht, Lärm, Angst, Ärger, Schreck
	- Nachts (neuralgischer Schmerz am Kopf um 11 und um 23 Uhr)
>	- Frische Luft

Zeichenerklärung: < = Verschlimmerung (durch), > = Besserung (durch)

Krankheitssymptome

▶ Verhalten: Ärgerlich, reizbar; stark depressiv; will alleine sein; langsame affektive Ansprechbarkeit; Neigung zu plötzlichen Gefühlsausbrüchen; Schlafstörungen.

▶ Kopf: Lokale sympathische Übererregbarkeit der Kopfgefäße; Wallungen zum Kopf; stark gerötetes Gesicht.

▶ Atmungsorgane: Schnupfen (= Stauungskatarrh); Nasenbluten; Husten mit reichlich zähem Auswurf; Bluthusten; Schluckreiz wegen Erstickungsgefühl im Kehlkopf; Atembehinderung (Spannungs- und Schweregefühl auf der Brust); Wiest empfiehlt Cactus bei Lungenemphysem.

▶ Herz und Kreislauf: Langanhaltender Herzschmerz, zum Schreien, strahlt in linkes Vorderbein, linke Halsseite, rechtes Vorderbein, paravertebrale Muskulatur; Folgen von Überanstrengung oder Gelenkrheuma in den vorderen Extremitäten; sympathicocardiale Anfälle, paroxymale Tachycardie (sinus-, supraventriculärer und ventriculärer Typ); Herzklopfen; Rhythmusstörungen mit folgenden Hirndurchblutungsstörungen (Ohnmacht!); sympathicovasale Anfälle, Hypertoniekrisen infolge Vasokonstriktion; periodische Erstickungsanfälle mit Ohnmächtigwerden, kaltem Gesichtsschweiß und Pulslosigkeit.

▶ Verdauungsorgane: Stauungen im Pfortadergebiet (evtl. reversible Leberschwellung durch starke Blutfülle); Schlund wie zusammengeschnürt, bis zur Cardia; Erbrechen von Blut; kann nicht fressen, ohne zu trinken, appetitlos; Blähungen, Kolik, Stuhlträgheit; Bluten aus dem After.

▶ Harnorgane: Blasenhals wie umschnürt; Harndrang und -zwang; Hämaturie; unwillkürlicher Harnabgang im Schlaf.

▶ Geschlechtsorgane, weiblich: Uterus wie zusammengepresst; Blutungen stark, dunkel; Schmerz nimmt den Atem; Erschöpfung.

▶ Bewegungsapparat: Schmerzen und Taubheitsgefühl in linker und evtl. rechter Vordergliedmaße; Schmerzen an Gelenken und Muskeln, besonders paravertebrale Muskulatur CII-ThXII; Schluckbeschwerden; Artikulations- und Augenmuskelstörungen; Bewegung von Armen und Rumpf verursacht stechenden Schmerz (Aufschrei).

Zeichenerklärung: < = Verschlimmerung (durch), > = Besserung (durch)

▶ Haut: Gesichtsrötung (Mensch), sonst blass; Ödeme an allen Extremitätenenden, Unterschenkeln, Gesicht (Wiest empfiehlt Cactus bei allen prae- und postnatalen Ödemen, die Euter, Gliedmaßen und Vulva betreffen, versuchsweise bes. bei linksseitigen oder wandernden Euterödemen); herpesartige Hautausschläge; berührungsempfindlich im supraskapulären Gebiet, sowie an linker und evtl. rechter Halsseite.

Dosierung

Zur Herztonisierung Ø–D3 (bes. D2, D3) 3–4 x täglich; bei nervösen Störungen höher, Rubini empfiehlt D6, D30, D100; die Urtinktur wird nicht mit gleichbleibendem Erfolg über längere Zeit vertragen; nach einigen Wochen Beschwerdefreiheit treten oft wieder Halsschmerzen auf, die sich dann mit der D4 behandeln lassen.

Bei einer durch organisches Herzleiden bedingten Tachycardie sollen 1–10 Tropfen der Urtinktur in etwas Wasser die stürmischen Erscheinungen beschwichtigen. Meist zeigt sich die Wirkung von Cactus nur langsam. Cactus muss lange gegeben werden (50 Tage und länger).

Indikationen

Wiest empfiehlt Cactus als Herztonikum nach Intoxikationen und septischen Erkrankungen, besonders nach Peri- und Myokarditis. Cactus wirkt gut bei beginnenden Herzerkrankungen mit unregelmäßiger Herzfrequenz, intermittierendem Puls und pochendem Herzschlag. Bei manifester Dekompensation ist Cactus nicht mehr angezeigt.

Vergleichsmittel

– Aconitum; Agaricus; Arnica; Arsenicum album; Aurum; Cimicifuga; Glonoinum; Lachesis; Latrodectus mactans; Lilium tigrinum; Naja; Spigelia; Tabacum
– Antidote: Aconitum; Campher; China

Calcium phosphoricum

Calciumhydrogenphosphat, $CaHPO_4$

Vorkommen und Zusammensetzung

99 % des im Skelett enthaltenen Kalkes besteht aus phosphorsaurem Kalk und 1 % aus kohlesaurem Kalk. Außerdem kommt der Kalk in den Zähnen und in den Klauen/Hufen der Tiere vor. Der phosphorsaure Kalk besteht im wesentlichen aus Calciumhydrogenphosphat. Er stammt aus chemischer Synthese und kommt als Mineral nicht vor.

Arzneimittelbild

Konstitution

Gegenüber dem plumpen und trägen Calcium carbonicum-Tier hat das Calcium phosphoricum-Tier wesentliche Phosphoranzeichen in seinem Habitus. Es ist meist Astheniker, von zartgliedrigem Wuchs, auch Hochwuchs. Das Knochensystem und die Wirbelsäule sind schwach, die Gelenke und Knochenverbindungen schmerzen leicht. Der Körper ist vielfach mager, der Bauch oft dick, dabei mehr schlaff als aufgetrieben. Die Jungtiere wachsen schnell, daher sind Knochen, Muskeln und Nerven schwach entwickelt. Die Tiere sind leicht körperlich erschöpfbar und empfindlich gegen Kälte und Nässe.

Auf der einen Seite besteht eine große Beweglichkeit und nervöse Unbeständigkeit, auf der anderen Seite eine schnelle Ermüdbarkeit. Die Tiere leisten deshalb nicht das, was von ihren Anlagen und äußeren Erscheinungsbild her zu erwarten wäre. Manchmal entwickelt sich das Calcium phophoricum-Tier erst, wenn die Jungtiere sich aus der Pastösität und Dicklichkeit der ersten Entwicklungsstufen in die Länge strecken und schlanker werden. Eine Abnahme des Appetits ist dann zu beobachten.

Leitsymptome

Abmagerung; rasche allgemeine Ermüdbarkeit, aber auch rasche Erholung; Knochen, Gelenke und Suturen schmerzen bei Bewegung; die Wirbelsäule ist schwach; Neigung zur Rachitis.

Modalitäten

<	- Angst - Körperliche Anstrengungen - Dressur - Nasskaltes Wetter, Unterkühlung, Durchnässung - Geburt - Zahnung bzw. Zahnwechsel - Wachstumszeit - Milch
>	- Wärme, Ruhe, besonders am Meer - Futteraufnahme

Causa: Wachstums- und Entwicklungsstörungen, Ernährungsstörungen, Anämie, Rachitis, Erkältlichkeit, Anfälligkeit, Anstrengungen

Krankheitssymptome

▶ Verhalten: Ängstlich, furchtsam, nervös, eigensinnig; erschrickt beim geringsten Anlass; es fällt schwer, etwas zu erlernen; eifersüchtig und futterneidisch.

▶ Atmungsorgane: Atmung verstärkt, kurz und mühsam; Fließschnupfen im kühlen Raum, Stockschnupfen in warmer Luft; chronische Tonsillitis, Pharyngitis, Laryngitis mit trockenem, schmerzhaftem Husten.

▶ Alle Lymphdrüsen neigen zu Anschwellungen.

▶ Verdauungsorgane: Zunge wund; Speicheln; kaut lange an einem Bissen mit Widerwillen, aber Besserung durch Futteraufnahme; schmerzhafter Kotabsatz; grünlich-schleimiger Kot, blutig; säuerlich

Zeichenerklärung: **<** = Verschlimmerung (durch), **>** = Besserung (durch)

riechender, wundmachender Durchfall mit Blähungen (sehr übelriechend); Abneigung gegen Milch; Durchfall aller Jungtiere; Sommer-
diarrhoe; Analfistel; unter Umständen alternierend mit Lungen-
symptomen.

▶ Harnorgane: Dunkler Urin wird in kleinen Mengen und unter
Schmerzen abgesetzt.

▶ Geschlechtsorgane: Libido vermehrt, aber zu schwach; Erschöpfung
nach Deckakt; Neigung zu Onanie; Brunst zu früh; Ausfluss wie
Eiweiß.

▶ Bewegungsapparat: Luftzug (auch leichter) führt zum schmerzhaften „Muskelrheumatismus", ebenfalls nach Durchnässung; dabei
große Unruhe, weil die Schmerzen wandern.

▶ Haut: Mit Bläschen, Pusteln und Furunkeln; Juckreiz, Narbenjucken,
Altersjucken; Haarausfall; Nägel, Klauen bzw. Hufhorn brüchig.

▶ Wärmeregulation: Kalte Gliedmaßen und Gliedmaßenenden; kälte-
scheu; Neigung zu Schwitzen, besonders an einzelnen Körperteilen.

Indikation und Dosierung

Beim modernen Schwein Hochpotenzen zur Aktivierung des Ca- und P-
Stoffwechsels des Skeletts und zur Stabilisierung des Fundaments.
Meist D4–D12 bis zu Hochpotenzen. Zur Konstitutionsstabilisierung D30,
C30, C200 (längerfristig).

Vergleichs- und Ergänzungsmittel

Anarcadium; Calarea carbonica; Calcium fluoratum; Caclium jodatum;
Ferrum phosphoricum; Ignatia; Jodum; Magnesium carbonicum; Silicea;
Zincum metallicum

Zeichenerklärung: < = Verschlimmerung (durch), > = Besserung (durch)

Cantharis

Lytta vesicatoria Fabricius, Spanische Fliege, Blasenkäfer, Pflaster-
käfer

Geschichte

Schon bei Hippokrates als harntreibendes
Mittel, gegen Blasenentzündung, bei
Nachtripper, als Aphrodisiakum und
Abortivum eingesetzt; vor der Antibioti-
ka-Zeit zur Behandlung von Gonorrhoe
verwendet.
Cantharidin wurde bereits 1810 von Ro-
biquet aus dem Käfer isoliert. Hahnemann beschreibt 118 Symptome für Cantharis.

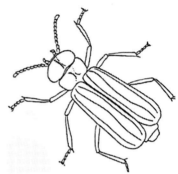

Zoologie

Ordnung Coleoptera (Käfer), Familie der Meloidae oder Vesicantiae (Öl-
käfer). Der Körper von Cantharis ist länglich, zylindrisch, goldgrün glänzend, das Blut ist ölartig, gelb, von unangenehmem, widrigem Geruch
und Geschmack. Der Käfer ist 1,5–3,0 cm lang, 3,7 mm breit. Im Blut und
in den Anhangdrüsen der Geschlechtsorgane befindet sich das typische
Gift Cantharidin.

Herkunft

Der Käfer lebt in Mittel- und Südeuropa, wo es Olivenbäume und Geißb-
lattgewächse, z. B. Heckenkirschen, gibt.

Verwendete Teile

Der ganze Käfer wird getrocknet und pulverisiert.

Zeichenerklärung: < = Verschlimmerung (durch), > = Besserung (durch)

Inhaltsstoffe

Cantharidin (β-Lakton einer Ketonsäure), $C_{10}H_{12}O_4$; außerdem ein ätherisches Öl; Phosphorsäure; Essigsäure; Harnsäure; phosphorsaurer Kalk; phosphorsaures Magnesium.

Pharmakologie und Toxikologie

Cantharidin ist ein stark lichtbrechendes, symmetrisch gebautes Kristall, löslich in Fetten und Chloroform. Nach der Hypothese von Leeser kann eine Zellmembran von Cantharidin aufgrund ihrer Fettlöslichkeit gut durchdrungen werden und reagiert mit dem Kolloiden des Zytoplasma, indem es die Stelle der Askorbinsäure einnimmt. Dadurch werden die Kapillaren für Proteine und Blutzellen durchgängig, wie bei einem Vitamin C-Mangel. Cantharidin ist ein Nervengift für Insekten (nach Görnitzg 1937).

Cantharis wirkt bei verschiedenen Tierarten unterschiedlich, z. B. vertragen Warmblüter (Hund, Katze, Kaninchen) den Käfer nicht, Hühner, Igel und Enten sind gegenüber Cantharis unempfindlich. 25–30 g Cantharidin wirken bei Pferden und Rindern letal, beim Schaf ist die letale Dosis 5 g und beim Hund 0,5–2 g (Hamalcik).

Wird Cantharidin beim Menschen auf die Haut oder Schleimhaut gebracht, ruft es starke Entzündung, Reizung bis zur Bläschenbildung hervor. Bei perkutaner Aufnahme von Cantharidin erfolgt die Ausscheidung hauptsächlich über die Niere und wirkt auch hier toxisch. Innerlich führt es zu akuten Entzündungen im Magen-Darm-Trakt, Urogenitalsystem (Nephritis, Zystitis) mit starken Koliken, schleimig-blutiger Diarrhoe, starkem Harndrang mit schmerzhafter, brennender Harnentleerung. Im toxischen Bereich ergibt sich eine aphrodisierende Wirkung, die sich in einer Erektion äußert, welche vermutlich durch die starke Reizung und Hyperämie zu erklären ist. Innerlich wird Cantharis nur in der Homöopathie verwendet, in der Allopathie wird es wegen seiner Toxizität nicht eingesetzt.

Zeichenerklärung: < = Verschlimmerung (durch), > = Besserung (durch)

Arzneimittelbild

Konstitution

Feinhäutige Tiere wie Pferd und Hund sind empfindlicher als Rind und Schwein; meist sind helle Tiere betroffen, die allgemein matt und entkräftet, schwach und zittrig sind.

Leitsymptome

Cantharis wirkt am deutlichsten auf den Urogenitaltrakt und die Haut. Alle Organe sind im Zustand intensiver Reizung, ständiger Harndrang mit Oligurie, Kolik, heftige Tenesmen, Brennen, starke Schmerzen; viel Durst mit Abneigung gegen Trinken, da Schluckbeschwerden; blutiger Harn und Kot, Absonderungen riechen scharf; Entzündung der serösen Häute; Haut gerötet und entzündet mit Blasenbildung.

Organotropie

Urogenitaltrakt; Haut; Magen-Darm-Trakt; Atmungsorgane; ZNS (seröse Häute).

Modalitäten

<	- Bewegung - Berührung - Trinken - Nach Harnabsatz
>	- Ruhe - Wärme

Krankheitssymptome

▶ Allgemein: Heftige und akute Entzündung der Häute, Schleimhäute und serösen Häute.

Zeichenerklärung: < = Verschlimmerung (durch), > = Besserung (durch)

▶ Verhalten: Die Tiere sind unruhig, reizbar, ängstlich; lassen sich nicht gerne berühren; hochgradige sexuelle Erregung.

▶ Kopf: ZNS-Störungen, Symptome wie bei Meningitis, Schüttelkrämpfe bis zum Koma, starke Schmerzen, Bewusstlosigkeit, Blutandrang zum Kopf; Auge: Lid und Bindehaut sind gerötet mit Austritt von seröser Flüssigkeit, geschwollen.

▶ Atmungsorgane: Asthma, erschwerte Atmung; Pleuraexsudat; schmerzhafter, trockener, krampfartiger Husten.

▶ Herz und Kreislauf: Heftiges Herzklopfen; Puls schwach, unregelmäßig d. h. von hart und pochend bis schwach und langsam.

▶ Verdauungsorgane: Bläschen an der Lippe und Zunge, Aphthen; gerötete Schleimhaut in Rachen und Schlund sowie im gesamten Magen-Darm-Trakt, besonders im Colon; Schluckbeschwerden, Übelkeit und Erbrechen von Blut und Schleim; blutig-schleimiger Durchfall mit Koliken, ruhrartiger, schmerzhafter Kotabsatz, Tenesmen.

▶ Harnorgane: Ständiger Harndrang mit nur geringem Harnabsatz unter heftigen Schmerzen; Harnträufeln; Schleim, Eiter, Blut im Harn; Schmerzen in der Harnröhre beim Harnlassen; Oligo- bis Anurie; bei Harnwegserkrankungen eines der Hauptmittel.

▶ Geschlechtsorgane, weiblich: Entzündung von Scheide und Vulva; Ausfluss; Aborte; Juckreiz mit starkem Geschlechtstrieb.
Geschlechtsorgane, männlich: Entzündung von Eichel und Präputium, gerötet und geschwollen mit Bläschen; starke sexuelle Erregung, Erektion.

▶ Haut: Rötung, Bläschen mit seröser Flüssigkeit, Pusteln, juckende Schmerzen.

▶ Wärmeregulation: Frösteln, Fieberschauer, Hitze, nasskalte Schweißausbrüche.

Dosierung

Innerlich wird Cantharis nicht unter der D4 angewandt, da tiefe Potenzen zur Verschlimmerung führen und eine erhöhte Blutungsbereitschaft besteht. Die gebräuchlichste Potenz ist D6, bei Kleintieren soll nur die D6 eingesetzt werden. Bei Lichtschäden am Auge (Überblendung) wird die D6 oral gegeben, bei chronischen Harnwegsinfektionen bevorzugt die C30. Bei Brandwunden äußerlich als Salbe Cantharis D3 in 10 %iger Lösung oder als Umschlag.

Indikation

Cantharis wird hauptsächlich bei akuten Entzündungen der Harnorgane angewendet, d. h. bei akuter und subakuter Nephritis, Zystitis, Urethritis sowohl nach Erkältungen als auch bei Infektionen; bei Harnblasen- und Nierensteinen (Kolik); bei Blutharnen z. B. Weidehämoglobinurie = Babesiose; bei Pleuritis/Pneumonie nur, wenn gleichzeitig eine Nieren- bzw. Blasenbeteiligung vorliegt. Cantharis allgemein nur einsetzen, wenn gleichzeitige Beteiligung der Harnorgane vorliegt; Cantharis wird erfolgreich bei einem chronischen Verlauf, der in modernen Intensivhaltungen bei Sauen stark verbreitet ist, eingesetzt. Äußerliche Behandlung: Erysipel; Lippengrind der Schafe; Verbrennungen ersten Grades.
Weiterhin könnte Cantharis bei Gastroenteritis hämorrhagica, Dysenterie, Kolitis, Peritonitis, Perikarditis, Konjunktivitis und Lidentzündung eingesetzt werden. Cantharis unterstützt die Mercuriuswirkung bei Aphthen an den Schleimhäuten.

Vergleichsmittel

– Acidum nitricum, Apis, Cannabis, Chimaphila, Coccus cacti, Helleborus, Mercurius corrosivus, Petroselinum, Sarsaparilla, Terebinthina, Urtica: Blasenerkrankungen
– Ignatia, Lachesis, Stramonium: Schluckbeschwerden
– Apis, Arsenicum album, Euphorbium, Mancinella, Mezereum, Rhus toxicodendron: Bläschenekzem

Carbo vegetabilis

Carbo ligni, Holzkohle

Verwendete Teile

Ausgeglühte Kohle von Rotbuchen- oder Birkenholz; in der Volksmedizin gilt Holzkohle als Entgiftungsmittel. In der Homöopathie wirkt sie jedoch nicht durch die Bindung von Giften, sondern indem sie das Abwehrsystem anregt.

Arzneimittelbild

Konstitution

Lebensschwache, kachektische Tiere.

Leitsymptome

Vollkommene Schwäche durch nicht ausgeheilte Krankheit (Causa); Zyanose, Kälte, allgemeine Venostase.

Organotropie

Wirkung auf das vegetative Nervensystem, Herz und Kreislauf, Verdauungskanal.

Modalitäten

<	- Feuchtwarme Luft - Abends und nachts - Futteraufnahme
>	- Frischluft - Kälte

Zeichenerklärung: < = Verschlimmerung (durch), > = Besserung (durch)

Krankheitssymptome

▶ Verhalten: Angst vor der Dunkelheit; Müdigkeit und Schwäche schon nach kurzer Bewegung; träge, müde und zittrig am Morgen; reizbar, ängstlich, gleichgültig.

▶ Atmungsorgane: Atem beschleunigt, aber flach; Husten, pfeifende Geräusche.

▶ Herz und Kreislauf: Blutungen aus Nase, Lunge und Uterus; schwacher Puls und Kreislauf; Kollapsneigung; Venostase.

▶ Verdauungsorgane: Zahnfleisch zieht sich zurück und blutet bei Berührung; Maulgeruch; Gastritis mit Aufstoßen; Abdomen aufgetrieben und schmerzhaft (Verdauung verlangsamt); Durchfall schmerzhaft, stark reizende Absonderungen; Blähungskolik; Magenblutungen.

▶ Geschlechtsorgane, weiblich: Milchdrüsen verhärtet, schmerzhaft, mit Neigung zur Eiterung.

▶ Haut, Schleimhäute: Kalte Haut, blass; zyanotische Schleimhäute; Venen erweitert; kalte Schweiße.

▶ Wärmeregulation: Fieber oder Untertemperatur (Temperaturregulation ist aufgrund der mangelnden Blutzirkulation gestört).

Dosierung

D4–D12 bei akuten Erscheinungen und bei Behandlung einzelner Organsysteme bzw. als Begleittherapeutikum; hohe Potenzen bei Behandlung chronischer Zustände; bei allgemeiner Kollapsneigung C30.

Indikationen

Durchfall; Erschöpfungszustände als Folge von Giftüberbelastung.

Vergleichsmittel

– Alumina, Arsenicum, Camphora, Veratrum album: Kollapsmittel
– Lachesis: Kreislaufschwäche mit Zyanose und Kollaps, mit Verschlimmerung durch warmes Wetter

- Arsenicum: Atemnot mit Erstickungssymptomen
- China, Sulfur, Lycopodium, Magnesium, Nux vomica: Meteorismus mit Flatulenz
- Cuprum; Kreosotum; Secale cornutum

Causticum Hahnemanni

Ätzstoff Hahnemanns

Inhaltsstoffe

Frisch gebrannter Kalk (aus Marmor) und Kaliumhydrogensulfat nach Vorschrift des HAB zubreitet; die eigentlichen Inhaltsstoffe sind schwer löslich bzw. werden bei der Herstellung als Niederschlag abgeschieden. In verschiedenen Untersuchungen ist jeweils einwandfrei Ammoniak gefunden worden, das wahrscheinlich aus tierischen Einflüssen des Marmorkalkes stammt. Aus diesem Grunde besitzt Causticum wohl auch seine starke Ähnlichkeit im Arzneimittelbild mit den AMB der Ammoniaksalze. Nach Mezger handelt es sich wohl um eine Ammoniak-Verbindung eigenen Charakters von noch nicht bekannter Zusammensetzung. Bei Arthritikern und Ischiatikern konnte er mit Ammonium carbonicum die gleichen befriedigenden Erfolge erzielen wie mit Causticum.

Arzneimittelbild

Konstitution

Die Tiere sind infolge der Erkrankung matt und träge, aber nicht hinfällig; trotzdem unruhig, in fast ständiger Bewegung, besonders nachts. Sie sind reizbar, daher Vorsicht bei der Untersuchung! Sie sind sehr empfindlich gegen Kälte, die ihnen sehr zusetzt.

Das Causticum-Tier ist trocken-kalt, weniger feucht-kalt, da die Schleimhäute und äußere Haut infolge mangelnder Durchblutung zu Trockenheit neigen. Bei den Jungtieren herrscht eine große Ängstlichkeit vor, eine Angst vor dem Dunkeln und besonders vor dem Alleinsein.

Leitsymptome

Trockenheit von Haut und Schleimhaut; wechselnde Bewegungsstörungen, wie rheumatisch oder arthritisch; Knacken in den Gelenken; Katarrhe der oberen Luftwege mit z. T. völliger Stimmlosigkeit, besonders auffällig beim Hund; (Differentialdiagnostik Gelsemium: fortschreitende Paralyse (Verkürzung), bewährtes Arzneimittelbild bei Kehlkopfpfeifen des Pferdes); Mastdarmspasmus, vergebliches Drängen nach Kotabsatz; viele Beschwerden sind von Frösteln begleitet, auch im Sommer Frösteln, obwohl die Temperatur im subfebrielen Bereich liegt.

Organotropie

Affinität zu Haut und Schleimhaut, insbesondere der oberen Atemwege (Ammonium-Anteil), zu Harnblase und Mastdarm.

Modalitäten

<	- Alle Beschwerden verschlimmern sich bei trockenem Wetter, ob Sommer oder Winter - Nachts zwischen 2 und 3 Uhr, morgens - Ruhe - Ausatmen löst Hustenanfall aus
>	- Feuchtes Wetter - Trinken kalten Wassers (auch durch Elektrolytinfusionen) - Schleimhusten bessert die Stimme

Causa: Trockenes Wetter; mangelnde Flüssigkeitszufuhr; Folgen steter äußerer Einwirkungen

Krankheitssymptome

▶ Verhalten: Trotz lähmungsartiger Schwäche haben die Tiere den Drang, sich ständig zu bewegen; die Körperbeschwerden sind begleitet von Ängstlichkeit; die Tiere sind leicht reizbar und empfindlich; beim Bewegen im Freien plötzlicher Anfall von Bewusstlosigkeit mit Niederstürzen, erhebt sich aber sofort wieder.

▶ Kopf: Trockenheit der Augen mit Lichtscheu; Schwere der oberen Augenlider; geschwollene und entzündete Lider, Tränen und Schleimabsonderung; Gehörgang geschwollen.

▶ Atmungsorgane: Harter, trockener und krampfartiger Husten, bis zum Verlust der Stimme, die in jedem Fall vorher rau klingt; das Trinken von kaltem Wasser bessert die Hustenanfälle; flüssiger Schnupfen oder verstopfte Nase.

▶ Verdauungsorgane: Viel Durst auf kaltes Wasser; der Patient hat Hunger, ist aber infolge von Spasmen des Oesophagus kaum in der Lage, das Futter abzuschlucken; Entzündung der Maulschleimhaut; zäher Schleim im Rachen, der sich nicht löst und nicht abgehustet werden kann, so dass er abgeschluckt werden muss; Widerwille gegen Fleisch und Süßigkeiten; Schwierigkeiten beim Kotabsatz, auch bei dünnem Kot; Mastdarmspasmen; bei Hund Schwellung der Analdrüsen.

▶ Harnorgane: Infolge Blasenschwäche (Lähmung) spritzt bei Hustenstößen der Urin spontan ab (Stuten); erfolgloser Versuch, Harn zu lassen; häufiger Harndrang mit Harnträufeln; nach Abgang von wenig Harn folgt starker Spasmus im After.

▶ Geschlechtsorgane, weiblich: Während des Zyklus um den Ovulationszeitpunkt gehäuft Koliken, in dieser Zeit Verschlimmerung aller Beschwerden.
Geschlechtsorgane, männlich: Impotenz, mangelnde Erektion.

▶ Bewegungsapparat: Zittern, Kraftlosigkeit und Schwäche der Glieder, teils lähmungsartig, teils durch Hypertonus; die Tiere gähnen, recken und strecken sich auffällig oft, ständig in Bewegung; Sehnen und Bänder erscheinen verkürzt, vor allem in den Vordergliedmaßen (Pferd, Schwein).

▶ Haut, Schleimhäute: Chronische, trockene Ekzeme mit Rhagadenbildung; besonders am Kopf, hinter den Ohren und am Hals; Warzen.

▶ Wärmeregulation: Kalte Gliedmaßenenden, Zittern und Schaudern an frischer Luft; Nachtschweiße.

Zeichenerklärung: < = Verschlimmerung (durch), > = Besserung (durch)

Dosierung

Causticum wird oft nur in tiefen Potenzen (D4–D12) verwandt, akut und chronisch auch in Hochpotenzen (D30–200).

Das Ende der Indikation ist durch Umschalten der Reaktion von der trockenen Phase in die feuchte (Sekretion an den entsprechenden Schleimhäuten) gegeben.

Vergleichsmittel

- Ammonium carbonicum
- Gelsemium bei Lähmungen
- Mercurius solubilis hat gegensätzliche Mastdarmsymptome
- Phosphorus darf nicht zusammen mit Causticum gegeben werden!

Chamomilla

Matricaria chamomilla, Chamomilla recutita, Echte Kamille, Mutterkraut

Geschichte

Bereits in altägyptischer Heilkunde als fiebersenkend bekannt; als „Mutterkraut" wegen seiner Wirkung auf weibliche Geschlechtsorgane seit dem Altertum eingesetzt; der Name Matricaria leitet sich von lateinisch mater = Mutter ab. Chamomilla (nach Plinius d. Ä.) von griechisch chamaimelon: chamai = niedrig, melon = Apfel (Geruch der Blüte); homöopathische Prüfung von Hahnemann (wiederholt von Prof. Hoppe); Chamomilla war lange Zeit das von Hahnemann am häufigsten eingesetzte Mittel war.

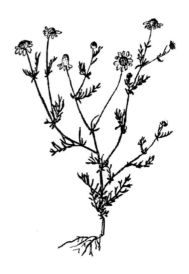

Botanik

Familie der Asteraceae/Compositae (Korbblüter); 15 randständige weiße Zungenblüten und ca. 500 innere gelbe Röhrenblüten auf gewölbtem, hohlem Korkboden; Stängel aufrecht, 2–3-fach fliederspaltig sitzende Blätter.
Blütezeit Mai bis Juli, 1-jährig.
Verwechslung: Geruchlose Kamille = Matricaria inodora (Korbboden markhaltig); Hundskamille = Anthemis arvensis (Einzelblüten mit Kelchblättern = Spreublätter; sieht man beim Abzupfen der Röhrenblüten); ähnlich, aber schwächer in Wirkung ist die Römische Kamille (Anthemis nobilis).

Herkunft

Mit dem Ackerbau in jüngerer Steinzeit aus dem Nahen Osten eingewandert, heute weltweit verbreitet.

Standort

Häufiges und charakteristisches Ackerunkraut, besonders in Wintergetreide; bevorzugt nährstoffreiche (gedüngte), frische, meist kalkarme Lehmböden.

Verwendete Teile

Kamillenblüten: Matricariae Flos DAB9; ätherisches Kamillenöl: Aetheroleum Cham. ÖAB; ganze frische Pflanze: Chamomilla HAB 1; im Lebensmittelhandel das blühende Kraut.

Inhaltsstoffe

Ätherisches Öl mit den Chamazulenvorstufen Matricin und Matricarin (2–18 %), Sesquiterpenen, v. a. alpha-Bisabolol (0–50 %) und verschiedenen Polyinen (Spiroäther) (20–30 %); bis zu 6 % flavonoide Glykoside (Apigenin, Luteolin); Cumarinderivate (Herniarin, Umbelliferon); Schleim; Harzstoffe; mineralische Bestandteile.

Pharmakologie und Toxikologie

Chamazulen (durch Wasserdampfdestillation aus den Vorstufen gewonnen): Vasokonstriktion der Kapillaren, Hemmung der Histaminfreisetzung, „cortisonähnliche" Senkung der Hyaluronidaseaktivität, entzündungswidrig, mikrobizid, wundheilend, aber nicht mehr in homöopathischer Verdünnung.
Alpha-Bisabolol: Spasmolyse, Wirkung auf vegetative Nervenendigungen in glatter Muskulatur; blähungstreibend; krampflösend; Diurese und Gallenfluss fördernd; Hautstoffwechsel aktivierend.
Apigenin: Schmerzstillend, ebenfalls spasmolytisch.

Schleimstoffe: Hüllen Rezeptoren ein und senken damit die Reizwirkung von Entzündungsprodukten; senken Schleimhautdurchlässigkeit; schmerzstillend; beruhigend.

Die Kamille gilt als toxikologisch unbedenklich. Bei Injektion kommt es zu Blutdruckabfall. Bei der Kamille argentinischer Herkunft (beta-Bisabolol-Typ) wirkt der Inhaltsstoff Anthecotulid als Allergen.

Arzneimittelbild

Konstitution

Besonders feinnervige, empfindliche Tiere; reizbar, launisch, ungebärdig, auch ängstlich, „wehleidig"; sanfte Natur, Gemütsruhe = Kontraindikation!; spastische Bereitschaft fast aller Organe; ausgesprochenes Mittel für weibliche Tiere und Jungtiere.

Leitsymptome

Überempfindlichkeit, Reizbarkeit; Unruhe, Ungeduld; extreme Schmerzäußerung (bis Apathie); Kolik mit Blähbauch; eine Backe heiß, geschwollen; evtl. Kopfschweiß; großer Durst (auf kaltes Wasser).

Organotropie

ZNS (Tonus glatter Muskulatur, v. a. Uterus).

Modalitäten

<	- Aufregung, Zorn
	- Wind (Angst vor Wind)
	- Abends und nachts (21–24 Uhr) am schlimmsten
	- Wärme
>	- Bei Kleintieren evtl. durch Tragen
	- Wärme

Causa: Erregung, Reizbarkeit, Berührung

Krankheitssymptome

▶ Allgemein: Mittel eher linksseitig.

▶ Verhalten: Reizbar, wütend, unruhig, schreckhaft, evtl. scheu (nicht herankommen, anfassen, ansehen lassen); Schmerzäußerung steht in keinem Verhältnis zur Schwere der Erkrankung.

▶ Kopf: Lippen wund und trocken; Zucken der Zunge und Gesichtsmuskulatur (Lider); eine Backe heiß und geschwollen, die andere kalt; Augen entzündet, morgens verklebte, verengte Pupillen; Parotis und Mandibulardrüsen geschwollen.

▶ Atmungsorgane: Heiße, wässrige Absonderung aus Nase; Husten trocken, krampfartig, Schleimauswurf; Asthma nach Aufregung; Giemen/Pfeifen in der Trachea.

▶ Verdauungsorgane: Zahnschmerzen, Zahnungsbeschwerden (Hund), Zunge gelb, Speichelfluss; Erbrechen gallig-sauer; Bauch aufgetrieben (Rind: Trommelsucht), Nabelgebiet schmerzhaft, Blähungskolik; Leberentzündung (Rind); Anus wund, Hämorrhoiden; Kot: Durchfall oder häufig und wenig, wässrig, schleimig, grün, heiß, „Spinat mit Ei" (vgl. Aconitum), Geruch nach faulen Eiern.

▶ Geschlechtsorgane, weiblich: Bei verhärtetem, schmerzhaften Euter, Mastitis; Milchrückgang; nach Abort; bei Blutungen mit dunklem, klumpigen Blut; unter der Geburt bei Krampfwehen und Rigidität des Muttermundes.

▶ Bewegungsapparat: Steifheit der vorderen Extremitäten, Schwäche, Neuralgien.

▶ Haut: Neigung zum Wundsein, heiß, feucht.

▶ Wärmeregulation: Kalte Glieder, heißer Schweiß.

Dosierung

D3–D30, meist D6; Wirkung relativ kurz anhaltend (24–30 Stunden); bei psychischen Indikationen, Zahnungsbeschwerden D200; D3 bei Koliken, 3 x im Abstand von 15 min, danach häufiger geben.
Beim Pferd zur Koliknachbehandlung Chamomilla D3 p.o./D4 i.v.

Zeichenerklärung: < = Verschlimmerung (durch), > = Besserung (durch)

Indikationen

Chamomilla löst Verkrampfungen (Stiegele: „Beim rein somatischen und beim seelischen Hypertonus"). Sie ist in Mittel für akute Beschwerden.

Trias: Erregung, Unruhe, Durchfall, nie Verstopfung.

Durchfall, Blähungskolik; Zahnungsbeschwerden; fieberhafter Infekt mit Unruhe und Lautgeben; Otitis med.; Geburtshilfe: Krampfwehen, rigider Muttermund.

Hund: Staupe mit Diarrhoe, gespannte Bauchdecke und zuckender Gesichtsmuskel.

Rind: Als Ungeduldmittel, wenn Milch tropft, während andere Kühe gemolken werden: D3; wenn die Kuh Milch hochzieht: D6 (D30) eine Stunde vor dem Melken.

Vergleichsmittel

– Unruhe: Aconitum (mit Angst), Arsenicum album (mit Schwäche), Rhus toxicodendron (da Bewegung den Schmerz bessert)
– Schmerzen: Aconitum, Arnica, Coffea, Hepar sulfuris, Nux vomica, Staphisagria
– Launenhaftigkeit: Ignatia
– Kolik: Belladonna, Colocynthis, Mandragora
– Scheu: Antimonium crudum, Cina
– Zahnen: Calcium phosphoricum, Magnesium phosphoricum, Terebinthina.
– Grüner Durchfall: Aconitum (häufig), Argentum nitricum (spritzt mit viel Gas heraus), Calcium phosphoricum (wässrig, spritzend, mit stinkendem Gas), Dulcamara (im Sommer, evtl. blutig)
– Belladonna; Magnesium carbonicum; Silicea
– Antidote: Aconitum; Camphora; Coffea; Ignavia; Pulsatilla

Chelidonium

Chelidonium majus, Schöllkraut, Gold-
wurz, Warzenkraut

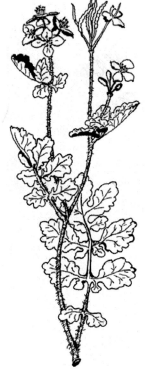

Geschichte

Das Auffallendste am Schöllkraut ist der gelbe
Milchsaft. Früher betupfte man damit Warzen
und brachte sie so langsam zum Verschwin-
den. Bei Erkrankungen der Leber und der
Galle wurde die innerliche Anwendung des
Schöllkrautes empfohlen. Wie alle anderen
Mohngewächse enthält das Schöllkraut giftige
Alkaloide. Die Pflanze war wegen ihrer
schmerzlindernden Wirkung, die nicht so
stark ist wie die des Opiums, sehr geschätzt.

Botanik

Familie der Mohngewächse (Papaveracae),
einziger Vertreter der Gattung Chelidonium;
20 cm bis 1 Meter hoch; Stängel rund, verzweigt, zerbrechlich, behaart, spröde, knotig,
mit gelb-orangem Milchsaft; Blätter gefiedert
mit eichenlaubähnlichen Blättchen, oben hellgrün, unten blaugrün,
weich; Blüten goldgelb (Blüte: April bis September), in armblütigen Dolden, zwei Kelchblätter (gelb, bald abfallend), vier Kronblätter (in der
Knospe eingerollt, später kreuzförmig ausgebreitet; zahlreiche Staubblätter; schmale Schoten (3–4 cm); Wurzelstock dick, vielstängelig; Geruch
widerlich; Geschmack bitter.

Herkunft

Europa.

Standort

Auf Mauern, in Hecken, an Wegrändern, bis ca. 1500 Meter.

Verwendete Teile

Frische, im Frühjahr gesammelte, unterirdische Teile.

Inhaltsstoffe

Alkaloide; Saponine; Farbstoffe; ätherische Öle.

Pharmakologie und Toxikologie

Abführend; blutdrucksenkend; Gallensekretion fördernd; krampflösend.

Arzneimittelbild

Die Tiere sind infolge der Erkrankung müde, kraftlos und abgeschlafft und zeigen schon vor Auftreten der spezifischen Krankheitssymptome ein ausgesprochen mattes Verhalten; sowohl akute als auch chronische Formen.

Leitsymptome

Starkes Herzklopfen, aber langsamer Puls (vgl. Pyrogenium); Leber- und Gallendysfunktion; Schmerzen in der Lebergegend bei der Palpation, besonders rechts, und kaudal vom Schulterblatt und auf dem Rücken oberhalb der letzten Rippe; spastischer Husten mit Niederbeugen des Kopfes beim Husten.

Modalitäten

<	- Kaltes, raues Wetter
	- Berührung (besonders auf der rechten Seite)
>	- Warmer Raum
	- Aufnahme warmer Nahrung

Zeichenerklärung: < = Verschlimmerung (durch), > = Besserung (durch)

Krankheitssymptome

▶ Verhalten: Niedergeschlagenheit, Apathie, Benommenheit mit taumelndem Gang.

▶ Kopf: Katarrhalische Entzündungen der Augen, Ohren, des Nasenraumes; eitrige Otitis nur rechts; die rechtsseitige Wirkung ist ein Ergebnis der Erfahrung am Kranken und nicht der Prüfung (Mezger).

▶ Atmungsorgane: Trockener, krampfhafter Husten (Bronchospasmus); Dyspnoe; Atmungsbefund nur bei Leber- und Gallebeteiligung (biliöse Pneumonie).

▶ Verdauungsorgane: Akute und chronische Hepatitis; Ikterus; Leberbereich sehr schmerzhaft; Cholelithiasis bei Kleintieren; Verstopfung mit Kotdrang zu Beginn der Erkrankung oder dünner, heller Kot im Verlauf derselben.

▶ Haut: Warzen (gold- oder lehmfarben).

Dosierung

Im Allgemeinen werden die Potenzen D1–D6 bevorzugt.

Das Ende der Indikation ist bei Normalisierung der Leber- und Gallenfunktion gegeben, trotz weiter bestehender Mattigkeit (GOT, γ-GT, Bilirubin).

Bei Disposition und chronischen Beschwerden sind Hochpotenzen sehr wirksam (C30–200).

Vergleichsmittel

Anacardium; Berberis; Carduus marianus; China; Lycopodium; Mandragora; Taraxacum

Coccus cacti

Dactylopius coccus Costa, Cochenillelaus, Amerikanische Schildlaus, Scharlachwurm

Geschichte

Bevor es die Möglichkeit gab, Anilin herzustellen, wurde die Schildlaus
wegen des roten Farbstoffes gezüchtet. Coccusrot oder Carminsäure
wurde auch als Färbemittel für Kuchen eingesetzt.
Im 17. und 18. Jahrhundert wurde Coccus cacti medizinisch gegen
Keuchhusten und Nierensteinleiden angewandt.
Arzneimittelprüfungen wurden in Österreich von Wachtel (1848) und
Reil (1859) an 28 Personen durchgeführt. Die Arzneimittelprüfung ergab
einen deutlichen Bezug zu katarrhalischen Erkrankungen der Bronchien
und der Harnwege. Allen nennt 30 Prüfer mit 1015 aufgetretenen Symptomen.

Zoologie

Ordnung: Pflanzenläuse, Aphidinen; Unterordnung, Familie: Schildläuse,
Hemiptera; Art: Schnabelkerfe, Rhynchota.
Der Name wird von der schildförmigen Wachsschicht abgeleitet, die die
weiblichen Tiere abscheiden.

Herkunft

Die Schildlaus lebt auf Kakteen in Mexiko und im Norden Südamerikas.
Die Kakteen sind Opuntiaarten.

Verwendete Teile

Die ganze weibliche Schildlaus, getrocknet als Pulver.

Inhaltsstoffe

Karminsäure; 7–14 % Fett, Myristin-, Öl- und Linolsäure; 1–4 % Cochenille-Wachs = Coccerin = Ester der Coccerylsäure $C_{31}H_{62}O_3$ mit Cerylalkohol; im Wachs 13-Keto-dotriacontansäure.

Pharmakologie und Toxikologie

Verarbeitung nach §4 mit 90 %igem Alkohol, 1/10 Arzneimittelgehalt: Verreibungen ab D2.

Arzneimittelbild

Coccus cacti wirkt hauptsächlich auf Bronchien und Nieren, z. B. Bronchialkatarrhe (Keuchhusten), Nierensteinleiden.

Konstitution

Harnsaure Diathese; Neigung zu Steinbildung; Gicht; Schmerzen an Muskulatur und Gelenken; Asthma bronchiale.

Leitsymptome

Trockener, bellender Husten bis zum Erbrechen; krampfartiger, periodisch auftretender Husten mit zähem, fadenziehendem Schleim; Harndrang, da Harnröhrenentzündung; Harn sauer, mit viel Sediment.

Organotropie

Bronchien und Nieren.

Modalitäten

<	- Morgens - Wärme (im Stall) - Nach dem Erwachen - Bewegung - Nach Anstrengung
>	- Kühle Luft - Trinken von kaltem Wasser - Ruhe, Liegen

Krankheitssymptome

▶ Verhalten: Tiere suchen kalte Stellen auf, um sich hinzulegen.

▶ Kopf: Hustenreiz wird durch Fressen ausgelöst; Einengungsgefühl im Schlund (Zusammenschnürungsgefühl); Hustenreiz bis zum Erbrechen durch Vagusreizung; Neuralgien im Kopfbereich (Herpes).

▶ Atmungsorgane: Trockener Husten, der anfallsweise auftritt; Abhusten von zähem, fadenziehendem Schleim; Nasen- und Rachenraum trocken; Reiz- und Kitzelhusten bis zum Erbrechen.

▶ Herz und Kreislauf: Blutandrang zur Brust; Asthma.

▶ Verdauungsorgane: Erbrechen durch Vagusreizung; Magen-Darm-Katarrh mit Blähungen und Kolik.

▶ Harnorgane: Oligurie, wenig und saurer Harn, schleimig, z. T. blutig, Sediment, Harngries, Harnsteine; z. T. auch heller, reichhaltiger Harn, Harndrang; Schmerzen beim und nach dem Harnabsetzen; Schmerzen in der Nierengegend, Nierenkolik.

▶ Geschlechtsorgane, weiblich: Entzündung der Vulva und des Harnleiters mit Absondern von viel Schleim, z. T. mit Blut.
Geschlechtsorgane, männlich: Vermehrter Geschlechtstrieb durch ständige Reizung;

▶ Haut: Juckreiz mit Bläschen (Herpes).

▶ Wärmeregulation: Kältegefühl im Rücken, Nierengegend.

Zeichenerklärung: < = Verschlimmerung (durch), > = Besserung (durch)

Dosierung

Bei Nephritis und Zystopyelitis Ø = D1; bei Asthma, Krampfhusten D3; als Konstitutionsmittel bei Gicht und harnsaurer Diathese höhere Potenzen (nach Stauffer).

Indikationen

Bronchitis, Bronchialasthma; Zystopyelitis, Nierensteine, Harnsteine bzw. - gries beim Kater.

Vergleichsmittel

- Drosera: Verschlimmerung durch Kälte
- Kalium bichromicum: Husten mit zähem, fadenziehendem Schleim
- Sabal serrulatum: Harntreibende Wirkung, bei Prostatabeschwerden, keine Wirkung auf die Atemwege
- Solidago (Goldrute): Nephrititis, Prostatahypertrophie
- Acidum nitricum; Berberis; Cactus; Chimaphila; Cuprum aceticum; Ipecacuanha; Sarsaparilla

Colocynthis

Citrullus colocynthis, Koloquinte, Bittergurke, Teufelsapfel, Koloquintenkürbis

Botanik

Der Familie der Cucurbitaceae (Kürbisgewächse) zugehörig; ausdauernde Wüstenpflanze mit am Boden liegenden krautigen, rauhaarigen Stängeln und unterseits behaarten, herzförmigen Blättern.
Orangegelbe Blüten setzen apfelgroße, gelbe Früchte mit schwammigem, äußerst bitter schmeckendem Fruchtfleisch an. Die Frucht ist sehr leicht und trägt zahlreiche Samen.

Herkunft

Wüstengebiete Westafrikas; kultiviert auch in Indien und im Mittelmeerraum.

Verwendete Teile

Reife, geschälte, entkernte und getrocknete Früchte; Ø = D1.

Inhaltsstoffe

Sieben Cucurbitacine → 8 % der Trockensubstanz, Elaterinid (Curcubitacin E), Elaterin β-Glycosid (Cucurbitacin J), ferner Chlorogen-, Kaffee- und Ferulasäure; in frischen Früchten außerdem Dihydro-Elatericin B (Cucurbitacin L).

Pharmakologie und Toxikologie

Es besteht eine organotrope Beziehung zu Colon, Plexus coeliacus, N. trigeminus, N. ischiadicus, Plexus lumbosacralis und zu den weiblichen Geschlechtsorganen. Durch Vergiftungen können Magenschmerzen,

Zeichenerklärung: < = Verschlimmerung (durch), > = Besserung (durch)

wässrig-blutige Diarrhoe, vermehrte Diurese mit anschließender Harn-
verhaltung bis zu Sehstörungen, Schwindel, Schwerhörigkeit, Ohnmacht,
Kollaps und Exitus auftreten.
Tödliche Dosis: 4–15 g Koloquinte.
Toxische Dosis: 0,6–1 g Koloquinte.
Gefährlichkeitsgrad: Stark giftig.

Arzneimittelbild

Konstitution

Ärgerlich, reizbar, zornig, leicht wütend, ungeduldig; will in Ruhe gelassen werden; starke, kraftvolle Individuen.

Leitsymptome

Mittel für den Akutfall! Sehr heftige, krampfartige oder spastische, anfallsweise auftretende, quälende, periodisch wiederkehrende Schmerzen
nicht entzündlicher, neuralgischer Natur (Wetterwechsel).

Organotropie

Schmerzen neuralgischer Natur; periphere Nerven: N. trigeminus, N.
facialis – Kopf; N. ischiadicus – Ischias (Dackellähme), Plexus coeliacus –
Kolon; Hüftgelenk (Arthrosis deformans, HD); Nieren; Ovarien.

Modalitäten

<	- Nach Futteraufnahme und Trinken bei Magen-Darm-Symptomen (besonders kaltes Wasser) - Nach Bewegungen und Erschütterungen (Transporte)
>	- Beim Zusammenkrümmen, besonders bei Magen-Darm-Symptomen - Nach Kotabsatz und Abgang von Blähungen - Wärme - Druck (Liegen auf dem Bauch oder auf der schmerzenden Gliedmaße) - Kaffee bessert die Kolik

Causa: Ärger und Schreck

Krankheitssymptome

▶ Verhalten: Während der Schmerzen nicht ansprechbar; Schreien vor Schmerz, Schwäche.

▶ Kopf: Neuralgische Schmerzen am Kopf, linksseitig (im Gegensatz zu Gelsemium = rechts), in den Augen, den Ohren, der Nase und den Zähnen (Hund beißt beim Streicheln des Kopfes); dabei evtl. Übelkeit und Erbrechen mit Besserung an frischer Luft (Epilepsie mit Zusammenkrümmen, Harnabsatz mit langen Intervallen); Augen sind z. T. eingesunken und sondern scharfe Flüssigkeit ab.

▶ Herz und Kreislauf: Starke Berührungsempfindlichkeit in der Herzgrube.

▶ Verdauungsorgane: Heftigste Krampfkoliken mit Zusammenkrümmen und Unruhe (Pferd: Hinwerfen, Wälzen und Wiederaufspringen); Blähungen, Auftreibungen des Bauches (Gasbauch) mit Berührungsempfindlichkeit, aber Linderung durch starken Druck; viele Darmgeräusche, Poltern; dünnbreiige, brennende, schleimige oder blutige Durchfälle, ruhrartig mit großem Flüssigkeitsverlust; dabei starkes Drängen besonders nach der geringsten Nahrungsaufnahme oder nach Trinken eiskalten Wassers; heftiger Stuhldrang

wird kurzfristig durch Kotabsatz gebessert; Nabelkoliken bei Jungtieren; Bauchschmerz; Erbrechen auf dem Höhepunkt der Kolik
bringt keine Erleichterung; Auftreten der Koliken in Intervallen von
5 bis 10 Minuten.

▶ Harnorgane: Häufiger Harndrang mit geringem Harnabsatz oder
vermehrter Harnabgang mit reichlich Niederschlag, Gries und Bla-
senschleim (Pferd); widerlicher Geruch des Harns.

▶ Geschlechtsorgane: Ovarialgien (direkte Wirkung auf die Ovarien
nachgewiesen); Ovarialtumoren: Uterospasmen; Koliken während
der Trächtigkeit; Schmerzen in den Beckenorganen mit Zusammenkrümmen.

▶ Bewegungsapparat: Neuralgische Schmerzen der Hüften strahlen in
die Hintergliedmaße aus (distalwärts), liegt dabei auf der schmerzenden Gliedmaße mit hochgezogenem Knie; Ischias; Taubheit der
betroffenen Gliedmaße; Gelenkschmerzen; lähmiger Zerschlagen-
heitsschmerz (wechselnd); Steifheit der Gelenke; Muskulatur am
ganzen Körper zeigt Neigung zu Krämpfen; Steifheit in der Cervi-
kalregion.

▶ Haut: Generalisiertes Hautjucken.

Dosierung

Bei Tieren D4–D12, bei Neuritiden > D9, wegen Erstverschlimmerung
nicht unter der D3; bei Kolik D3–D12 s.c., i.v. oder oral, wiederholbar; bei
Kolitis, Enteritis D4, D6; bei Ischias, Coxalgien D3, D4.

Indikationen

Koliken (Pferd); Nierenfunktionsstörungen (Schwein); PIA (Schwein,
passende Potenz C30); Gliedersteifigkeit ähnlich Bryonia (Hund); Dackellähme; Arthrosis deformans; HD; wechselnde Lähmungen.

Vergleichsmittel

- Asa foetida zeigt schießende Schmerzen, nicht krampfend, eher chronisches Mittel (wenn Kühe beim Melken plötzlich zusammenzucken).
- Berberis und Equisetum machen ähnliche Nierenkoliken.
- Bovista zeigt Kolik nach Futteraufnahme mit Zusammenkrümmen.
- Bryonia liegt ebenfalls auf der kranken Seite.
- Causticum, Plumbum, Pulsatilla, Sepia, Magnesium-Salze zeigen deutliche und konstante Besserung durch Wärme.
- Chamomilla löst durch Ärger neuralgische Beschwerden aus, jedoch ohne Zusammenkrümmen.
- China bessert sich auch bei starkem Druck, verschlimmert sich bei Berührung.
- Croton tiglium hat Koliken mit Hydrantenstuhl.
- Cuprum hat ähnliche Koliken, aber kein Zusammenkrümmen, nicht so unruhig.
- Dioscorea hat Blähungskolik.
- Gnaphalium zeigt ähnlich Ischiassymptome.
- Stannum macht ähnliche Beschwerden, aber chronischer Art, die allmählich erscheinen und verschwinden.
- Staphisagira bei ähnlichen Kolik- und Gemütssymptomen.
- Veratrum album macht heftige Koliken mit Zusammenkrümmen, sucht aber Bewegung zur Linderung; Erschöpfung, Eiseskälte, kalter Kopfschweiß.

Crataegus

Crataegus oxyacantha, Weißdorn

Geschichte

Als Herz- und Kreislaufmittel schon im 16. Jahrhundert beschrieben; in Deutschland um 1900 durch homöopathische Ärzte in die Herztherapie eingeführt, danach zahlreiche chemisch-pharmakologische Untersuchungen; der Name stammt aus dem Griechischen: krateigos = der Krafterzeuger.

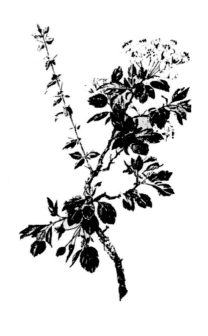

Botanik

Familie der Rosaceae; 1,5–2 Meter hohe Sträucher mit hartem Holz, glatter, hellgrauer Rinde und 3–5-lappigen Blättern; in den Blattwinkeln und an den Zweigenden stehen 1–2 cm lange, schwarzbraune Dornen; weiße, gestielte, unangenehm (aminartig) riechende Blüten von Mai–Juli; dann rote beerenartige Scheinfrüchte mit 1–2 Samen.

Herkunft

Europa, in Nordamerika kultiviert und verwildert.

Standort

In Laubwäldern, Waldrändern und Hecken; auf Kalk- und Lehmböden.

Zeichenerklärung: < = Verschlimmerung (durch), > = Besserung (durch)

Verwendete Teile

Die frischen, reifen Früchte.

Inhaltsstoffe

Flavone bzw. Flavonglykoside (Hyperosid und Quercetin) und Proanthocyanidine sind die Hauptwirkstoffe; daneben Choline, Amine, Aminopurine, Triterpensäuren, Oleanol-, Ursol-, und Crataegolsäure („Crateagus-Lacton"), Sorbit, Chlorogensäure und mineralische Bestandteile mit hohem Gehalt an Kaliumsalzen.

Pharmakologie und Toxikologie

Gefäßwirksame Komponente und digitalisähnliche Wirkung; es kommt zur Koronargefäßerweiterung; Herzfrequenz und Blutdruck werden gesenkt, der Venendruck steigt. Es wirkt sedativ bis narkotisch in größeren Gaben; langsam einsetzende und nicht anhaltende Wirkung; zur Dauerbehandlung geeignet, da keine Kumulation oder Gewöhnung auftritt. Vergiftungen mit der Pflanze sind nicht bekannt.

Arzneimittelbild

Schwäche, Müdigkeit, Antriebslosigkeit und ängstliche Übererregbarkeit beherrschen das Bild; Fressunlust; der Schlaf ist sehr gut oder unruhig.

Leitsymptome

Depressives Gemüt; leicht reizbar; Herzschwäche mit beschleunigtem, schwachem, unregelmäßigem Puls; Atemnot; Anasarka; Ödeme; saturierter Harn; wechselnde Fresslust mit linksseitiger Empfindlichkeit über dem Magen.

Organotropie

Herz, Coronargefäße, Cerebralgefäße.

Modalitäten

<	- Bewegung - Im warmen Raum
>	- In Ruhe - In frischer Luft

Krankheitssymptome

▶ Verhalten: Ruhig, tagsüber viel Schlaf; Benommenheit; Bewegungsunlust; Fressunlust.

▶ Kopf: Kopfsenken, als wäre er zu schwer; Blutandrang zum Kopf.

▶ Atmungsorgane: Atemnot; Dyspnoe; flache Atmung; bekommt wenig Luft; raue Lungengeräusche mit etwas zähem Auswurf; Lungenödem; trockener Husten, meist nachts; Nasenausfluss.

▶ Herz und Kreislauf: Tachykardie; Extrasystolie; systolische Nebengeräusche; Herzklopfen fühlbar, später leise und sehr schwache Herztöne; periphere Durchblutungsstörung; Zyanose durch Sauerstoffmangel.

▶ Verdauungsorgane: Fressunlust; Brechreiz; Luftaufstoßen; nervöses Kotabsetzen; breiiger Durchfall mit starkem Drang; Dickdarmschmerz; Hämorrhoiden.

▶ Harnorgane: Harnverhaltung; häufiges Harnlassen mit wenig Urin; leichte Albuminurie; Ödemneigung.

▶ Bewegungsapparat: Zeitweilig auftretende Hangbeinlahmheit, besonders links und vorne; Bewegungsunlust; Nacken- und Rückenschmerzen.

▶ Haut: Blässe; sehr starke Schweißbildung; kalter Schweiß; Hautausschläge.

Dosierung

Ø–D3; bei nervöser Erregbarkeit bis D4; Verbesserung der Sauerstoffverfügbarkeit am Herzen durch D12–D30.

Zeichenerklärung: < = Verschlimmerung (durch), > = Besserung (durch)

Indikationen

Praeinsuffizienz des Herzens bei alten Tieren; Herzwassersucht; Herz-
klappenfehler, -dilatation, -hypertrophie; Kompensationsstörungen; An-
gina pectoris; Herzschwäche bei Herzfehlern; Mycarditis; Dyspepsie mit
Herzbeteiligung.
Nach Prozessen, die ständig oder hochgradig den Körper übermäßigen
Belastungen aussetzen.
Verbesserung der Verträglichkeit von Digitalis-Präparaten; wirkt syner-
gistisch, auch wenn sich der Körper zu Digitalis in einer Refraktärphase
befindet; spart und ersetzt Nitrite bei der Herzbehandlung.
Nicht wirksam bei völliger Herzdekompensation und bei Hypochondern.

Vergleichsmittel

Apocynum cannabinum; Arnica; Aurum; Cactus; Digitalis pupurea; Ibe-
ris amara; Kalmia; Latrodectus mactans; Laurocerasus; Prunus spinosa;
Spigelia; Tabacum

Drosera

Drosera rotundifolia, Rundblättriger Sonnentau,
Gideonswurzel, Himmelstau

Botanik

Familie der Sonnentaugewächse, Droseraceae;
10–20 cm hoch; blütentragender Stängel grün
oder rötlich, zart, kahl, aufrecht; Blätter lang-
gestielt, rund, mit rötlichen, klebrigen Drü-
senhaaren besetzt; Blüten weiß (Juli bis August), 5–8 cm groß; je fünf Kelchblätter, Kronblätter und Staubblätter, drei Griffel; Kapsel
länglich, sich mit 3–5 Klappen öffnend, zahlreiche geflügelte Samen enthaltend; Wurzelstock zart, feine Adventivwurzeln in jahres-
weisen Etagen tragend; geruchlos; Geschmack
adstringierend, bitter.

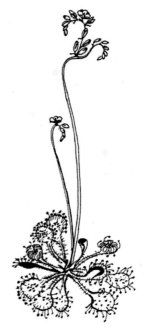

Herkunft

Europa, außer Mittelmeergebiet.

Standort

In Zwischen- und Hochmooren; bis 2000 Meter Höhe; Sonnentau ist eine
fleischfressende Pflanze. Insekten werden von dem klebrigen Sekret auf
den Blättern festgehalten und von einem pepsinähnlichen Enzym ver-
daut. Durch die Zerstörung vieler Moore ist die Pflanze selten geworden,
so dass sie in einigen Ländern unter Naturschutz gestellt werden musste.

Verwendete Teile

Frische, blühende Pflanze; man muss sie sehr schnell, doch nicht über 40 °C trocknen, damit die Wirkstoffe erhalten bleiben.

Inhaltsstoffe

Droseron (= Hydroxyplumbagin) ist ein krampflösend wirkender Stoff, der wohl als der Hauptwirkstoff anzusehen ist. Daneben sind Flavonoide und Mineralstoffe, ätherisches Öl, organische Säuren, Naphtochinonderivate, Enzyme und andere noch nicht vollständig aufgeklärte Stoffe vorhanden, die an der Wirkung mitbeteiligt sein sollen (Pahlow 1985).

Pharmakologie und Toxikologie

In der Phytotherapie: Geringe spasmolytische und expektorierende Wirkung (Braun 1981).

Arzneimittelbild

Konstitution

Indolente, schläfrige Patienten; Bewegung wird vermieden.

Leitsymptome

Die Lunge ist das hauptsächlich erfasste Organ; Husten krampfartig, würgend, bei Rind und Kleintier bis zum Erbrechen, beim Pferd bis zum Zusammenknicken in den Vordergliedmaßen; Hals wird in der Körperachse gestreckt gehalten; Drosera ist neben Cuprum aceticum das wichtigste Arzneimittel bei Zwingerhusten.

Zeichenerklärung: < = Verschlimmerung (durch), > = Besserung (durch)

Modalitäten

<	- Oft schon durch einen tieferen Atemzug - Kalte Luft - Nachts - Langsam schlechter werdend infolge Nachlassens der Abwehr- kräfte - Beim Hinlegen
>	- Erbrechen (vgl. Asarum) - Leichte Bewegung

Krankheitssymptome

▶ Verhalten: Wegen heftiger Schmerzen in der Brust- und Bauchhöhle bei längerem Bestehen des Hustens schwierig zu untersuchen, Abwehrbewegungen sehr heftig.

▶ Atmungsorgane: Plötzlich auftretender Hustenanfall wie eine Salve, bei Kleintieren bis zum Erbrechen; gelb-schleimiges Hustensekret; ausgelöst durch Fressen, Trinken.

▶ Verdauungsorgane: Druckempfindlichkeit am Schaufelknorpel des Brustbeines (Bauchspeicheldrüse); auf dem Höhepunkt der Erkrankung Durchfall.

▶ Bewegungsapparat: Gelenke schmerzen bei Beugung, daher stehen die erkrankten Tiere immer nach kurzer Zeit wieder auf.

▶ Wärmeregulation: Fieberanfälle vormittags; Besserung am Nachmittag.

Dosierung

In der Regel werden die tiefen Potenzen verordnet. Das Verschwinden des Würgereizes bei Husten beendet die Drosera-Indikation. Im Akutfall ist auch C30 sehr wirksam.

Vergleichsmittel

Ammonium bromatum; Corallium ruburm; Cuprum aceticum; Spongia

Ferrum metallicum

Metallisches Eisen

Arzneimittelbild

Ferrum metallicum hat eine besondere Beziehung zum Blut und zum Gefäßsystem und übt eine starke Beeinflussung auf das Allgemeinbefinden aus. Bei Vorliegen eines auf anämischer Grundlage basierenden Allgemeinleidens mit fieberhaften Zuständen hat es Wirkung auf den Verdauungskanal, die Atmungsorgane, die Geschlechtsorgane (insbesondere die Ovarien), auf die Muskulatur und die Gelenke.

Konstitution

Schwächliche, blutarme Tiere mit blasser, durchscheinender Haut, in der die Venen hervortreten; große Erschöpfbarkeit und Übererregbarkeit mit sehr geringer Leistungsfähigkeit und Widerstandskraft; Ferrum ist besonders wirksam bei oxygenoiden Konstitutionen (Verbrennungsprozesse sind beschleunigt); Verwandtschaft mit dem Hyperthryeoidismus (Jodum).

Leitsymptome

Neigung zu Blutwallungen zum Kopf, mit Rötung der Konjunktiven, Venen am Kopf blutgefüllt, Pulsieren in den Schläfenarterien und Karotiden; große Schwäche und Anfälligkeit, die im Gegensatz zu dem gesund erscheinenden Äußeren stehen; Erbrechen und Durchfall verschlimmern sich durch Futteraufnahme und Trinken; Abneigung gegen Fleisch und Eier (Kleintiere); Gliederschmerzen bessern sich bei langsamem Umhergehen und werden schlimmer bei Ruhe.

Modalitäten

<	- Ruhe verschlimmert Hitze im Kopf, Atemnot, Muskel- und Gelenkschmerzen - Bewegung verschlimmert Husten - Fleisch und Eier verschlimmern Verdauungsstörungen - Äußere Reize verschlimmern Kreislaufsymptome
>	- Leichte Bewegung bessert Hitze im Kopf, Atemnot, Muskel- und Gelenkschmerzen, Kreislaufsymptome

Krankheitssymptome

▶ Verhalten: Gedrücktes, ängstliches Wesen, das sich schnell durch äußere Reize erregt, bei gleichzeitig auffallender Schwäche und Angegriffenheit, die zum Gliederzittern führt und zum Niederlegen zwingt; die Beschwerden treten in Ruhe vermehrt auf (das Tier legt sich hin, steht nach kurzer Zeit wieder auf, geht langsam umher, legt sich wieder hin, usw.).

▶ Kopf: Heißer Kopf und kalte Extremitäten; Katarrh der Bindehaut mit Augentränen und Schwellung der Lider.

▶ Atmungsorgane: Wässrige Absonderungen aus der Nase, Nasenbluten; trockener Husten, besonders nach dem Niederlegen, mit schleimigem, manchmal blutstreifigem Auswurf, schweres Atemholen; Husten mit wegspritzendem Harn bei weiblichen Tieren.

▶ Herz und Kreislauf: Puls voll, weich und leicht unterdrückbar; Pulsieren in den Blutgefäßen; venöse Stauungen am Kopf.

▶ Verdauungsorgane: Heißhunger – Widerwillen gegen jede Speise; unstillbarer Durst; Widerwillen gegen Fleisch und Eier; Übelkeit und Aufstoßen; Erbrechen sofort oder einige Stunden nach Futteraufnahme; Rumpeln im Bauch und Koliken; Stuhl verstopft – Durchfall (auch wechselnd); wässriger Durchfall mit viel Blähungen, unverdautes Futter enthaltend.

▶ Harnorgane: Vermehrter Harndrang – unwillkürlicher Harnabgang; alkalischer Harn mit Tripelphosphaten, auch blut- und eiweißhaltig.

Zeichenerklärung: < = Verschlimmerung (durch), > = Besserung (durch)

- Geschlechtsorgane, weiblich: Zyklusstörungen; Fluor milchig, wässrig und wundmachend.
  Geschlechtsorgane, männlich: Hodenschwellung mit Schmerzen.
- Bewegungsapparat: Muskel- und Gelenkschmerzen, die zum Bewegen zwingen, insbesondere der Schulter und Hüfte.
- Haut: Ausbruch von Schweiß am ganzen Körper; gestörtes Hornwachstum, brüchig mit starker Rillenbildung; Rhagaden an Maulwinkel und After; Jucken und Brennen der Haut.

Dosierung

D12, D30–D200 zur Regulierung des Eisenstoffwechsels (Störung der Eisenverwertung).

Vergleichsmittel

Ferrum phosphoricum: Besserung durch Ruhe

Ferrum phosphoricum

Eisen (III)-phosphat, $FePO_4$

Arzneimittelbild

Eines der besten Fiebermittel am Anfang von Infektionskrankheiten der oberen Atemwege und des Ohres bei Jungtieren; desweiteren wie bei Ferrum metallicum.

Leitsymptome

Große Erschöpfung nach Anstrengung; Herzschwäche; schwächender Fließschnupfen mit viel Niesen; warmer Kopf, aber kalte Extremitäten; Temperaturerhöhung über den Tag gleichbleibend oder morgens höher als abends (Typus inversus); Temperaturerhöhung nicht stark, aber über mehrere Tage gleichbleibend (ohne Erleichterung); der Krankheitsprozess hat eine Tendenz zur Chronizität.

Organotropie

Besondere Wirkung auf die Schleimhäute der oberen Luftwege, serösen Häute (Bauchfell, Brustfell, Herzbeutel), Ohr, Hirnhaut und Gelenksauskleidungen.

Modalitäten

<	- Verschlimmerung der Schmerzen bei Entzündung oder „Rheumatismus" - Nachts - Kälte - Bewegung
>	- Ruhe

Zeichenerklärung: < = Verschlimmerung (durch), > = Besserung (durch)

Krankheitssymptome

▶ Verhalten: Benommenheit und unsicherer Gang.
▶ Kopf: Blutandrang zum Kopf, aber weicher Puls.
▶ Atmungsorgane: Heftige Reizerscheinungen der Schleimhäute, mit starkem Fließschnupfen, viel Niesen; fortdauernder (Reiz-)Husten.
▶ Harnorgane: Geschwächte Tiere vermögen nicht, den Harnfluss zu kontrollieren.
▶ Bewegungsapparat: Bewegung wird vermieden; die Schmerzen scheinen von einem Gelenk zum anderen zu ziehen.
▶ Haut und Schleimhäute: Blutungen, Blut hellrot, gerinnt zu einer gallertartigen Masse (Nasen-, Lungen-, Uterusbluten, Blutmelken und Bluterbrechen).

Dosierung

D3–D6, auch D12–D/C30

Indikationen

Akute Bronchopneumonie der Kälber infolge einer Ansteckung; Eisen-verwertungsstörungen; beim Ein- und Umstallen; als Prophylaktikum bei der Gefahr einer Ansteckung; Erschöpfungszustände nach einer Anstrengung, verbunden mit Kreislaufstörungen und Herzschwäche; besonders bei Jungtieren wichtiges Typenmittel bei Rind und Schwein.

Vergleichsmittel

– Aconitum: Akute Bronchopneumonie durch Kälte oder Zug
– China
– Ferrum metallicum: Besserung durch Bewegung
– Gelsemium: Erkältung durch feuchte Kälte, Nässe
– Hyoscyamus: Im Falle eines Zweitinfektes

Zeichenerklärung: **<** = Verschlimmerung (durch), **>** = Besserung (durch)

Flor de piedra

Lophophytum Leandri Eichler, Steinblüte

Geschichte

Die Steinblüte wurde im Oktober 1958 von Dr. Wilmar Schwabe von einer Heilpflanzenexpedition nach Südamerika mitgebracht. Sie wird von Indianern seit langer Zeit als Heilpflanze bei Verdauungsstörungen und Leberbelastung angewendet.

Botanik

Die Steinblüte gehört zur Familie der Balanophoraceae. Sie ist eine chlorophyllfreie, rötlich-braune, steinharte, knollige Pflanze mit schuppenähnlicher, narbiger Oberfläche. Sie hat keine Stängel und Blätter und ist ohne ihre zapfenförmigen bunten Blütenstände kaum vom Untergrund zu unterscheiden.

Herkunft und Standort

Schmarotzer auf Wurzeln und Stämmen tropischer Bäume Südamerikas.

Verwendete Teile

Die ganze getrocknete Pflanze (Ø = D1).

Inhaltsstoffe

Farbstoffe (Procyanidine, Leucoanthocyanidine), Katechin-Gerbstoffe, ferner Spuren organisch gebundenen Eisens, Bitterstoffe, wachsartige Stoffe, eine adstringierende Substanz sowie Spuren von Jod und Brom.

Zeichenerklärung: < = Verschlimmerung (durch), > = Besserung (durch)

Pharmakologie und Toxikologie

Die Cyanidine bewirken durch ihr hohes Redoxpotential Störungen des Sauerstoffhaushaltes, die Katechin-Gerbstoffe durch Verbindungen mit biogenen Aminen schwere Zell- und damit Stoffwechselstörungen, insbesondere der großen Parenchyme.

Arzneimittelbild

Die bei den Indianern beobachteten Verdauungs- und Leberstörungen wurden in der europäischen Humanmedizin bestätigt. Außerdem hat man positive Wirkungen auf euthyreote Strumen, insuffiziente und stenokardische Zustände des Herzens und Leberkarzinome sowie eine Wirkung bei Kinetosen festgestellt.

In der Tiermedizin ist das Arzneimittel im Wesentlichen von der Organotropie zu Leber und Schilddrüse bestimmt und nur in folgenden Punkten für alle Tierarten allgemein aussagekräftig: Wechselnder Appetit und Kotabsatz; Temperatur, Atmungs- und Pulsfrequenz nur leicht erhöht; Blutserum- und Harnwerte weisen in jedem Fall auf der Höhe der Erkrankung auf eine Leberstörung hin.

Konstitution

Kein Konstitutionsmittel, sondern ein Therapeutikum.

Leitsymptome

Da Flor de piedra ein Stoffwechselmittel ist, ergeben sich unterschiedliche Leitsymptome bei den verschiedenen Tierarten:

<u>Rind</u>: Alle Symptome und Reaktionen (auch Stoffwechselvorgänge) sind in die Länge gezogen, verlangsamt, träge, lähmend.

<u>Pferd</u>: Hypersensibilität, Unruhe.

<u>Schwein</u>: Lebhaft überschießende Reaktionen mit nervöser Ängstlichkeit.

<u>Hund</u>: Mattigkeit, Verlangsamung der Lebensvorgänge, aber ängstliche Unruhe.

<u>Katze</u>: Unruhe.

Zeichenerklärung: **<** = Verschlimmerung (durch), **>** = Besserung (durch)

Organotropie

Leber; Niere; Schilddrüse; Herz-Kreislaufsystem.

Modalitäten

<	- Rind: Hitze - Pferd: Vor dem Umschwung des Wetters von trocken-warm in nasskalt
>	- Für alle Tiere, außer der Katze gilt: Beruhigung durch Zuspruch

Krankheitssymptome

▶ Verhalten: Plötzliche Unruhe der Stall- und Haustiere.
  <u>Rind</u>: Langsam, auch störrisch.
  <u>Pferd</u>: Dummkollerähnlich: ängstlich, aufgeregt, unruhig, plötzliche Abwehrreaktionen, wechselnde Sensibilität.
  <u>Schwein</u>: Lebhaft, nervöse Ängstlichkeit, insbesondere bei Berührung.
  <u>Hund</u>: Normal bis apathisch, unruhig bis hochgradig ängstlich.
  <u>Katze</u>: Unruhig, entzieht sich dem beruhigenden Zuspruch.

▶ Kopf: Das Verhalten könnte ein Hinweis auf die beim Menschen vorkommenden Kopfschmerzen sein.

▶ Hals: Die beim Menschen beschriebenen Druckbeschwerden im Bereich der Schilddrüse sind in der Tiermedizin u. U. feststellbar.

▶ Atmungsorgane: Geringgradig erhöhte Atemfrequenz.

▶ Herz und Kreislauf: Geringgradig erhöhte Pulsfrequenz.

▶ Verdauungsorgane, allgemein: Leberbeschwerden ohne zwingende Druckempfindlichkeit; wechselnder Appetit (Heißhunger bis Inappetenz) durch nicht fieberhafte Bauchschmerzen; wechselnder Kotabsatz (Durchfall bis Verstopfung); großer Durst, der langsam gelöscht wird; Blutserumwerte der Leber erhöht.
  <u>Rind</u>: Futteraufnahme und Wiederkauakt deutlich verzögert und verlangsamt, durch Obstipation des Blättermagens Kot fast schwarz; kein Durst!

<u>Pferd</u>: Extrem wechselnde Futteraufnahme, kurze belanglose Koliken möglich, wässrig-hellgelber Kot.

<u>Schwein</u>: Durst und Inappetenz, hellgrau-gelber Durchfall.

<u>Hund</u>: Erbrechen insbesondere von ungewöhnlichen Nahrungsmitteln und Wasser, auch Inappetenz, Leberpalpation möglich, u. U. schmerzhaft.

<u>Katze</u>: Heißhunger bis Inappetenz, Durchfall, Druckempfindlichkeit am rechten Rippenbogen.

▶ Harnorgane: Polyurie durch Polydipsie, Leberharnwerte typisch verändert.

▶ Bewegungsapparat: Bewegungsanomalien (Verlangsamung oder nervöse Beschleunigung) als Ausdruck einer gestörten Schilddrüsenfunktion;

<u>Rind</u>: Langsame, unlustige, auch störrische Bewegungen.

<u>Pferd</u>: Dummkollerähnliche Erscheinungen, plötzliche Abwehrreaktionen, gestelzter Gang mit ruckartig hochgezogenen Hintergliedmaßen ohne (!) Ataxie.

<u>Schwein</u>: Taumeln mit ständigem Bewegungsdrang, Lähmung der Hinterhand.

<u>Hund</u>: Durch Bauchschmerzen bedingter steifer Gang wechselt mit Ruhepausen, Umfallen mit steifen Läufen möglich.

▶ Haut und Schleimhäute: Ikterische Verfärbung möglich; punktförmige Blutungen.

▶ Wärmeregulation: Die Temperatur ist im allgemeinen nur leicht erhöht.

<u>Katze</u>: Der Körper ist kühl, Gliedmaßen und Kopf vermehrt warm.

Dosierung

Im Allgemeinen gilt: Je nach Schwere des Krankheitsbildes und in Abhängigkeit von der Tierart 2–10 ml bzw. 5–20 Tropfen Flor de piedra D3 oder D4. Potenzen sollten generell organotrop ausgerichtet werden.

<u>Rind</u>: Azetonämiebehandlung: Entweder 1x10 ml D3 subkutan oder 1x10 ml D4 subkutan oder 3–5x täglich 20 Tropfen D3 über mehrere Tage; oder täglich D3 per os über fünf Tage, dann D4 per os oder subkutan

über mehrere Tage; Therapie bis zur klinischen Besserung (48–72 Stunden), die meist vor Normalisierung der Serumwerte eintritt; Ausschleichen aus der Therapie! Nicht mit Kortikosteroiden kombinieren! Prophylaxe der Gebärparese: 1–2x (8–10 Tage) a.p. 5 ml D3 subkutan.

Pferd: Therapie des Lumbago: Flor de piedra D4 oder D6.

Schwein: Prophylaxe des MMA-Komplexes: 14 Tage a.p. 5 ml D4 subkutan und täglich 20 Tropfen D4.

Hund: Therapie des chronischen Leberschadens mit Flor de piedra D12.

Katze: Potenzen nicht unter D4, besser D6, und zwar 3x täglich 4–6 Globuli.

Indikationen

Die Wirkung von Flor de piedra auf Verdauungsstörungen und Lebererkrankungen konnte auch bei unseren Haus- und Nutztieren beobachtet werden. Außerdem wurde eine Wirkung auf Niere, Schilddrüse und den MMA-Komplex des Schweines gefunden.

Leber: Homöopathische Wirkung, wenn die Leber primär oder sekundär am Krankheitsgeschehen beteiligt ist, z. B. akute und infektiöse Hepatitis, chronisch und toxisch bedingte Leberschäden (Dystrophien, Zirrhosen, Karzinome, wobei noch gesundes Gewebe zur vermehrten Aktivität angeregt wird), Azetonämie und nervöse Azetonämie der Rinder, besonders nach Gebärparesen und deren Folgekrankheiten (Ketosen, Tetanien); Verbesserung des Allgemeinbefindens nach langer Antibiotika- oder Sulfonamidtherapie, z. B. bei Crowding-Erkrankung, nach Futterintoxikation, Indigestion ante und post partum, nach septischer Mastitis (nach W. reiff).

Niere: Flor de piedra wirkt auf das sogenannte „nephrogene Terrain" (nach W. Greiff), d. h. alle intra- und postrenalen Störungen endo- und exogenen Ursprungs sowie bei renaler Insuffizienz deutlich positiv – sowohl beim Rind als auch beim Schwein.

MMA-Komplex des Schweines: Zusätzlich geben.

Zeichenerklärung: < = Verschlimmerung (durch), > = Besserung (durch)

Vergleichsmittel

- Carduus marianus: Erkrankungen von Leber, Galle, Milz; geringer Kotabsatz; Tiere sind träge, appetitlos
- Chelidonium: Azetonämie wie bei Flor de piedra und Ignatia, aber deutlich katarrhalische Symptomatik; Appetitlosigkeit betrifft nur Kohlenhydrate, Silage wird gefressen; Kälte rechts
- Gingko biloba: Zentral bedingte Ängstlichkeit und Bewegungsschwierigkeiten mit (!) ataktischen Bewegungen (Durchblutungsstörungen); Leber – Fettstoffwechsel, hämorrhagische Nephritiden
- Haronga madagaskariensis: Beschwerden stets sekundär; Hinfälligkeit, Unruhe, Angst und Inappetenz, aber Durstlosigkeit; Übergang von Diarrhoe zur Obstipation (keine wechselnde Kotbeschaffenheit); Pankreasmittel
- Ignatia: Ängstliche Erregbarkeit bis zum Krampf zentral bedingt (!); vergeblicher Wiederkauversuch führt zur Pansenüberladung, die nach vergeblichem Kotabsatz schließlich zu hellem Durchfall führt
- Lycopodium: Organotropie zu Leber, Magen-Darm-Kanal und Niere, aber auch zum ZNS; meistens chronisches Leiden; Mattigkeit; scheinbar großer Hunger verschwindet nach dem ersten Bissen.
- Nux vomica: Es handelt sich immer (!) um sekundäre Leberschäden; die nervöse Irritabilität führt zu Abwehrreaktionen.

Gelsemium

Gelsemium sempervirens, Gelber Jasmin

Geschichte

In Mexiko gilt ein Gelsemium-Trank als magisches Gift, das Körperstarre bei vollem Bewusstsein erzeugt (Gläserner Sarg).

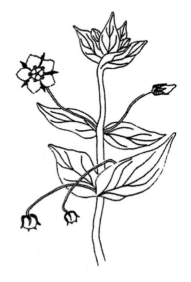

Botanik

Familie der Strychnosgewächse, Loganiaceae; Schlingpflanze mit gegenständigen, lanzettlichen Blättern und trichterförmigen, weißen oder gelben, wohlriechenden Blüten.

Herkunft

Nord- und Mitteleuropa.

Inhaltsstoffe

Alkaloide (Gelsemin, Gelsemicin, Semperverin und andere), außerdem in der Wurzel Gelsemiumsäure (Scupoletin), ein Cumarinderivat.

Pharmakologie und Toxikologie

Sempervirin verursacht strychninartige Krämpfe, und Gelsimicin ist das giftigste aller Alkaloide. Es wirkt auf das Atemzentrum, den Darm und den Uterus erregend und in höheren Dosen lähmend. Es erweitert die Bronchien, setzt den Blutdruck herab und ruft Mydriasis hervor. Auf ein kurzes Stadium der Erregung folgt bald ein Zustand der Lähmung, vor allem der Ringmuskulatur (Pupillen, Schließmuskel von After und Blase), aber auch des Gefäßsystems der Bronchien und des Darmes. Gelsemicin lähmt nach anfänglich kurzer Erregung das ZNS und die motorischen Nervenenden, einschließlich des Vagus. Im Vergiftungsfall werden beim Menschen große Muskelschwäche, ataktischer Gang, Temperatursenkung, Doppelt- und Nebelsehen, Schielen, Kopfschmerz, Schwindel, profuse Schweiße, Irismus und Konvulsionen beobachtet. Der Tod erfolgt durch Aspyhxie infolge Atemlähmung. Das Bewusstsein und die Schmerzempfindung bleiben in der Regel bis kurz vor dem Tod erhalten. Gewisse Teile des Vergiftungsbildes erinnern stark an Botulismus.

Arzneimittelbild

Allgemeine Schwäche, Zittern und Gleichgültigkeit.

Leitsymptome

Apathie mit Muskelschwäche und -zittern; starke, seröse Sekretion (Nasenausfluss, tränende Augen); Tiere sind wie gelähmt, aber anscheinend bei vollem Bewusstsein; Durchfall nach Aufregung; es besteht starke Berührungsempfindlichkeit; Angst.

Organotropie

Hauptwirkung auf das Nervensystem; Atemwege; Magen-Darmkanal; weibliche Genitale; Stütz- und Bewegungsapparat.

Modalitäten

<	- Wärme
	- Feuchtigkeit
	- Vor Gewitter
	- Bewegung
	- Erregung
	- Schreck
>	- Frische Luft
	- Nach Abgang von reichlichem und hellem Harn

Causa: Barometer fällt; Feuchtigkeit; Schreck

Zeichenerklärung: < = Verschlimmerung (durch), > = Besserung (durch)

Krankheitssymptome

- ▶ Verhalten: Nach einer kurzen Phase der allgemeinen Erregung folgt Mattigkeit und Apathie; auffallend schläfrig.
- ▶ Kopf: Berührungsempfindlich; will den Kopf hoch lagern; seröser Nasenausfluss; Tränenfluss; die Augenlider hängen herab bzw. die Augen sind nur z. T. geöffnet; Blutfülle der Gefäße; der Kopf kann kaum gehalten werden, wie zu schwer; grippaler Infekt, Konjunktivitis.
- ▶ Atmungsorgane: Trockener Husten.
- ▶ Herz und Kreislauf: Schwacher, langsamer oder beschleunigter und weicher Puls, kaum wahrnehmbar.
- ▶ Verdauungsorgane: Versagen der Stimme; das Futter kann infolge Lähmung der Zunge und Schlingmuskeln nicht heruntergeschluckt werden; hellfarbener Kot; Durchfall durch Aufregung, Schreck, ohne Schmerz.
- ▶ Harnorgane: Urin reichlich und klar; unwillkürliche Harnentleerung.
- ▶ Geschlechtsorgane, weiblich: Dysmenorrhoe.
- ▶ Bewegungsapparat: Muskeln schlaff, wie gelähmt; Zittern; Muskelschwäche.
- ▶ Haut: Heiß und trocken, papulöser Ausschlag.
- ▶ Wärmeregulation: Ausbruch kalten Schweißes über den ganzen Körper; kalte Gliedmaßen bei heißem Kopf, dabei schläfrig und matt.

Dosierung

D3–D6 sind die gebräuchlichen Dosierungen, aber auch Hochpotenzen bei chronischen Leiden mit den typischen Symptomen, z. B. Durchfall nach Stress bei nervösen Pferden (im Gegensatz zu Argentum nitricum, bei dem der Durchfall vor der Belastung auftritt).

Indikationen

Rheumatische Beschwerden, Stimmungsschwankungen, Schläfrigkeit, Arthritis.

Zeichenerklärung: < = Verschlimmerung (durch), > = Besserung (durch)

Vergleichsmittel

- Belladonna, Lachesis, Ferrum phosphoricum bei Fieber mit Mattigkeit bis zur Bewusstlosigkeit
- Causticum, Nux vomica, Zincum, Convallaria bei Lähmungen
- Eupatorium perfoliatum
- Natrium muriaticum bei Sphinkterenschwäche und reichlicher Schweiß- und Harnabsonderung

Glonoinum

Nitroglycerinum, Nitroglyzerin

Inhaltsstoffe

Gl.O.N.O.inium = Glycyl-Oxid + Nitrogen-Oxygen = Nitroglycerin = chem. Glycerintrinitrat; mit Kieselgur entsteht Dynamit.

Pharmakologie und Toxikologie

Nitrate werden im Körper unmittelbar zu Nitriten reduziert. Diese kommen hochwirksam im Körper zur Geltung. Es erfolgt eine chemische Umwandlung des Hämoglobins in Methämoglobin. Schon bei 20–40 % Umwandlung treten toxische Symptome auf, besonders die typische Zyanose. Bei 60–80 % Umwandlung erfolgt Exitus (selten, da Ausscheidung über Haut und Lunge).

Glonoinum ist eine ölige Flüssigkeit, die sich leicht verflüchtigt. Schon das Einatmen der Dämpfe ist toxisch und führt unmittelbar zu Kopfschmerzen, Schwindel, Rötung des Gesichtes, Herzklopfen und Pochen der Carotiden. Nur die Organe oberhalb des Zwerchfells sind betroffen.

Es besteht eine Unverträglichkeit von Glonoinum mit Alkohol: Eine Potenzierung des Effektes durch Alkohol kann infolge Gefäßdilatation und Spasmolyse zu tödlichem Kollaps führen.

Antidot: Aconit und Koffein (u. a. Methylxanthine wie Theophyllin oder Theobromin).

Antagonist zu Adrenalin: Am Herzen außer koronardurchblutungsfördernder Wirkung und Entlastung der Hämodynamik des Herzens auch Sauerstoffersparnis durch antiadrenerge Wirkung (bis zu 25 %).

Hauptangriffspunkt ist das Gefäßsystem mit Tendenz zu plötzlichen und heftigen Unregelmäßigkeiten der Zirkulation. Durch periphere Vasodilatation kommt es zur Blutdrucksenkung, die mit Tachydardie einhergeht. Infolge der Vasodilatation sammelt sich Blut in größerer Menge in den erweiterten Gefäßen, wo es stagniert und zur Erhöhung des Gewebsinnendruckes führt. Betroffen sind besonders die über bzw. vor dem

Zwerchfell befindlichen Organe, wo sich die Haut am Kopf erwärmt (Hyperämischer Zustand I. Grades). Dies kann zu paradoxen Reaktionen psychischer Art führen, z. B. beim Pferd zum plötzlichen Stehenbleiben oder zu kopflosem Davonstürmen.

Traditionelle Indikationen

Als Sofortmittel organotrop in der Humanmedizin bei Angina pectoris (eigentlich im Sinne der Homöopathie nach der Ähnlichkeitsregel, da im Arzneimittelbild der Erweiterung der Coronargefäße eine Phase von erhöhtem Gefäßtonus vorausgeht); bei Sonnenstich (Folge von Sonnenstich gilt als ätiologischer Hinweis); Konvulsionen besonders in der Geburt; Asthma bronchiale; Seekrankheit.

Arzneimittelbild

Leitsymptome

Plötzlichkeit der Erscheinungen; besonders heftige Zirkulationsstörungen; Gefäßspasmen; Pulsationen allgemein, besonders am Kopf; Berührungsempfindlichkeit des Kopfes; puerperale Konvulsionen; Eklampsie; Urämie; Folgen von Traumen an Nerven und alten Narben; Berührungsempfindlichkeit bis hin zu Schmerzhaftigkeit zwischen den Schulterblättern.

Modalitäten

<	- Durch Liegen
	- In warmen Räumen
	- Hitze und Sonnenbestrahlung
	- Bewegung
	- Durch das leiseste Geräusch und beim Schütteln des Kopfes
>	- Im Freien
	- In der Kälte
	- Bei äußerlichem Druck
	- Nach Schweißausbrüchen
	- Nach Abgang größeren Mengen Harns

Zeichenerklärung: < = Verschlimmerung (durch), > = Besserung (durch)

Krankheitssymptome

▶ Verhalten: Große Unruhe (will fortgesetzt umhergehen); ausgepräg-te Ängstlichkeit (DD: Opium); furchtsam, lebhaft, nervös, aufgeregt, gereizt; Konvulsionen, besonders linksseitig, Gliedmaßenenden dabei überstreckt; Bewusstlosigkeit, mit Zuckungen und Schaum vor dem Maul.

▶ Kopf: Ohnmacht bei Sonnenbestrahlung; Carotiden klopfen heftig und sichtbar, sie sind hart und gespannt und unnachgiebig gegen Druck; die Jugularvenen sind strotzend gefüllt; Kopfschmerz, der zu absoluter Ruhe zwingt (trägt den Kopf deshalb steif, Schwindel beim Bücken).

▶ Augen: Beeinträchtigung des Sehvermögens; Nystagmus; die Augen treten zum Teil hervor.

▶ Ohren: Schwerhörigkeit bis zur Taubheit; Schmerzen in den Ohren, deshalb ständiges Kopfschütteln.

▶ Atmungsorgane: Atembeschwerden; Kopf und Hals werden nach links gebeugt; mühsames, oberflächliches und beschleunigtes Atmen mit zwischenzeitlich tiefem Durchatmen.

▶ Herz und Kreislauf: Heftiges und beschleunigtes Herzklopfen, dieses kann zu Angstsymptomen führen, die sich durch plötzliches Zusammenziehen des Tieres mit nach unten gedrücktem Kopf und angehaltenem Atem äußern; Schmerzhaftigkeit oder Berührungsempfindlichkeit zwischen den Schulterblättern (äußert sich z. B. im Widerstand gegen das Satteln, besonders beim Anziehen des Gurtes); drohender Apoplex.

▶ Gefäße: Kongestionen; Pulsieren und Erweiterung der Venen, Arterien und Kapillaren.

▶ Puls: Voll, gespannt und frequent.

▶ Verdauungsorgane: Krampfhaftes Erbrechen; Würgen; weiße Zunge; die Übelkeit geht vom Gehirn aus (Medulla oblongata) und ist nicht gastritischen Ursprungs (DD: Rhus toxicodendron, Belladonna); Poltern in den Gedärmen; Völle, Blähungen, Aufstoßen.

▶ Harnorgane: Besserung der Beschwerden durch Abgang von reichlich vermehrtem, hellem Harn (Krampflösung des Gefäßsystems).

▶ Geschlechtsorgane: Puerperale Krämpfe.

Zeichenerklärung: < = Verschlimmerung (durch), > = Besserung (durch)

▶ Haut: Hauterscheinungen zeigen sich in der Nitratwirkung in Form von Chronizität und Ekzemen; purpurartige, psoriasisähnliche Ausschläge; alte Narben brechen wieder auf.
▶ Wärmeregulation: Schweißausbrüche, Blutandrang zum Kopf.

Dosierung

Im akuten Fall D3; bei längerfristiger Wirkung D12, intermittierend im wöchentlichen Wechsel mit Crataegus; Glonoinum ist nicht zur Dauermedikation geeignet, durch unerwünschte Nebenreaktionen ist die Dauermedikation sogar bedenklich. Es besteht eine große individuelle Toleranz mit Gewöhnung bei dauerhafter Anwendung, bei Unterbrechung der Aufnahme geht die starke Toleranz bald wieder verloren.

Nach Wolter ist Glonoinum ein fast traumhaft sicher wirkendes Mittel, welches besonders in der Pferde- und Hundepraxis bei Folgen schnell aufgebauter Rennkonditionen hilfreich eingesetzt werden kann.

Vergleichsmittel

– Aconitum und Belladonna: Umfassendere Wirkung auf den gesamten Organismus mit starker Entzündungstendenz
– Melilotus: Besserung durch Blutungen
– Amylium nitrosum; Apis; Arnica; Arsenicum; Gelsemium; Jodum; Lachesis; Mandragora; Opium; Sanguinaria; Stramonium; Viscum album

Graphites

Plumbago mineralis, Graphit, amorphe Kohle, Reißblei

Geschichte

Im Jahre 1812 beschrieb Weinhold, dass Spiegelarbeiter in Venedig Graphit äußerlich zur Behandlung von Flechten verwendeten. Hierdurch wurde Hahnemann auf das Mittel aufmerksam und führte eine Arzneimittelprüfung durch. Medizinisch wird Graphites ausschließlich in der Homöopathie verwendet.

Chemie

Besondere Eigenschaften durch Schichtgitterstruktur der C-Atome (Abfärbbarkeit, Leitfähigkeit, Neutronenbremsung). Die homöopathische Verreibung führt vermutlich zu Strukturläsionen im Schichtengitter mit Bildung offener Valenzen, was die perorale Wirksamkeit des an sich unlöslichen Graphites erklären könnte. Natürlicher Graphit, der in der Homöopathie ausschließlich Verwendung findet, enthält auch Spuren von Kalk, Kieselsäure, Eisen, Mangan u. a. Nach dem HAB sollen höchstens 7 % Asche und 1 % Schwefel enthalten sein.

Arzneimittelbild

Konstitution

„Fett, frostig und verstopft" (Mezger); Neigung zu Hypotyhreose und trockenen Ekzemen; schwammiger, grober Habitus, langsam reagierend; Rassespezifität: Vor allem schwere Hunderassen.

Leitsymptome

Kühle, trockene, rissige, schrundige Haut, Rhagaden an Lippen und After; chronische Ausschläge, trocken oder mit scharfen, übelriechenden oder auch klebrigen, honiggelben Absonderungen; chronische Obstipation atonischer Art; starke Blähungen; Heißhunger; Empfindlichkeit gegen äußere Kälte; Brunst verspätet und schwach mit reichlich scharfem, flüssigem Fluor; übler Geruch von Haut, Kot und Maulhöhle.

Organotropie

Wirkung auf die Schleimhäute des Magen-Darm-Traktes, insbesondere von Magen und Dickdarm, sowie auf die Haut, das Pankreas, die Schilddrüse und die endokrinen Keimdrüsen.

Modalitäten

<	- In der Brunst - Bei Hitze und Kälte
>	- Nach dem Fressen - Bei Bewegung an frischer luft

Krankheitssymptome

▶ Verhalten: Niedergeschlagen, träge, ängstlich, unruhig; auch unruhiger Schlaf.

▶ Kopf: Blutwallungen mit Nasenbluten; Augenlider und Lidränder geschwollen und rissig; Brennen und Trockenheit der Bindehäute oder scharfe, die Umgebung reizende Tränenabsonderung; Augenwinkel wund; Katarakt; Neigung zu Gerstenkörnern; Photophobie; nässende oder trockene Entzündung des äußeren Gehörganges und am Ohrgrund; Schwerhörigkeit; Tonsillen und Mandibularlymphknoten geschwollen und schmerzhaft.

▶ Atmungsorgane: Naseneingang wund; chronischer Schnupfen.

▶ Herz und Kreislauf: Heftiges Pulsieren des Herzens am ganzen Körper fühlbar, aber keine ausgeprägte Kreislaufschwäche (wie bei Carbo vegetabilis).

Zeichenerklärung: < = Verschlimmerung (durch), > = Besserung (durch)

▶ Verdauungsorgane: Rhagaden an Lippen und After; Maulschleimhaut wund, trocken oder mit vermehrtem Speichelfluss, Geruch nach faulen Eiern; saures Aufstoßen verschwindet nach dem Fressen (chronische Gastritis, Hyperazidität); Neigung zum Erbrechen; atonische Verstopfung mit Gasbildung, daher aufgetriebener Leib und leichte Koliksymptome; reichlicher Abgang übelriechender Blähungen; harter, übelriechender Stuhl, der mit Schleim bedeckt ist (Colitis mucosa); angestrengter Kotabsatz wegen Atonie des Mastdarmes; schleimige Durchfälle; Aftervorfall.

▶ Geschlechtsorgane, weiblich: Brunst verspätet, verkürzt und abgeschwächt, mit Verschlimmerung aller Krankheitssymptome; reichlich flüssiger, scharfer Fluor; Mammaekzeme und -tumoren
Geschlechtsorgane, männlich: gesteigerter oder herabgesetzter Geschlechtstrieb.

▶ Haut: Trocken, schuppig, Neigung zu Rhagaden; Schrunden am Übergang Haut/Schleimhaut; chronische Ekzeme, trocken aber auch nässend mit klebrigen, honigartigen, übelriechenden Absonderungen, die verkrusten (seborrhoisches Ekzem, Intertrigo), vor allem an den Ohren und den Gelenkbeugen; maukeähnliche Veränderungen an den Gliedmaßen; Verkümmerung an Krallen, Klauen bzw. Hufen; trockenes Zwischenzehenekzem (vor allem beim Boxer); Hautläsionen bei starkem Kötenbehang vor allem beim Kaltblutpferd; Hautjucken, das sich bei Hitze verschlimmert; Neigung zu Haarausfall; Verhärtung von Narben; Keloide.

▶ Wärmeregulation: Frostigkeit, kalte Gliedmaßen.

Dosierung

Über längere Zeit in tiefen oder mittleren Potenzen (D4, D6, D12); bei Magen-Darm-Symptomatik niedrige, bei Hautsymptomen höhere Potenzen, auch bis D30 und höher.

Indikationen

Bedeutung vor allem als Konstitutionsmittel; bei schmierigen Papillomen und auch noch bei fortgeschrittenem equinen Sarkoid als Begleitbehandlung zur chirurgischen Therapie; Mauke; Hufkrebs; verhärtete Narben; atonische Obstipation; abdominale Adhäsion nach Laparotomie.

Vergleichsmittel

– Alumina, Causticum, Natrium muriaticum, Petroleum, Sulfur: Trockene, rissige Hautausschläge
– Carbo vegetabilis: Blähsucht mit üblem Geruch der Ausscheidungen
– Natrium muriaticum, Sepia, Pulsatilla, Aristolochia: Verspätete abgeschwächte Brunst
– Sepia, Pulsatilla: Typenmittel

Hepar sulfuris

Hepar sulfuris calcareum, Calcium sulfuratum Hahnemanni, Kalkschwefelleber

Herstellung

Das weiße Innere von Austernschalen und Schwefelblüten wird zu gleichen Teilen im geschlossenen Tiegel bis zur Weißglut erhitzt.

Inhaltsstoffe

Das Mittel besteht aus Calciumpolysulfiden und Calciumsulfat.

Pharmakologie und Toxikologie

Hepar sulfuris vereinigt die Eigenschaften und Wirkungen von Schwefel und Calcium in sich. Daraus ergibt sich die enge Beziehung zu stark schmerzhaften, entzündlichen Prozessen von Haut, Schleimhäuten und Lymphdrüsen. In tiefen Potenzen lässt die Wirkung des Medikamentes auf Grund des flüchtigen Schwefelwasserstoffanteils allmählich nach. Deshalb sollten nur frisch hergestellte Arzneien verwendet werden (Leeser).

Arzneimittelbild

Hepar sulfuris ist eines der besten Mittel der Homöopathie bei Eiterungen jeglicher Art. Mittlere und hohe Potenzen (ab D10) wirken resorptionsfördernd, wohingegen die tiefen Potenzen die Entwicklung der Eiterung beschleunigen. Furunkel kommen schneller zur Reifung.

Konstitution

Tiere, bei denen jede kleine Verletzung zur Eiterung neigt; schlechte Wundheilung; empfindliche Haut (Furunkel, Abszesse, Phlegmone); sehr starke Kälteempfindlichkeit und Neigung zu Erkältungskrankheiten.

Leitsymptome

Große Empfindlichkeit gegen Kälte; starke Berührungsempfindlichkeit, besonders der erkrankten Körperteile; Neigung zu Eiterungen; gelbe, unangenehme, nach altem Käse riechende Sekrete; unangenehmer Körpergeruch; Hepar sulfuris-Patienten lassen sich schlecht untersuchen, werden sogar aggressiv.

Organotropie

Affinität zu Haut, Schleimhaut und Lymphdrüsen.

Modalitäten

<	- Kälte
	- Kaltes, trockenes Wetter
	- Berührung
	- Nachts und morgens
>	- Wärme
	- Warmes, feuchtes Wetter

Krankheitssymptome

▶ Verhalten: Berührungs- und schmerzempfindlich; Hunde, die sich sonst anstandslos untersuchen lassen, können sehr „ungnädig", ja sogar aggressiv werden (Jähzorn!).

▶ Kopf: Augen sehr lichtempfindlich; Rötung und Schwellung der Lider; eitrige Konjunktivitis; schmerzhafte und sehr berührungsemp-

Zeichenerklärung: < = Verschlimmerung (durch), > = Besserung (durch)

findliche Ohren; gelbliches, wundmachendes und übelriechendes Sekret verklebt die Haare des äußeren Gehörganges.

▶ Atmungsorgane: Schnupfen mit gelblich-klebrigem, unangenehm riechendem Schleim; Sinusitis; Schmerz in der Nase; Kehlkopfkatarrh; belegte, heisere Stimme; Hustenanfälle, sobald ein Körperteil friert; Husten kann trocken, aber auch schleimig-locker sein.

▶ Verdauungsorgane: Speichelfluss; Zahnschmerzen; Zahnfleisch geschwollen und leicht blutend; Maulschleimhautentzündungen (Aphthen); Schluckbeschwerden; saures Erbrechen; besonders morgens aufgetriebener und gespannter Leib; übelriechende, schleimige Durchfälle; geschwollene Leistendrüsen.

▶ Harnorgane: Scharfer, wundmachender Urin; die letzen Tropfen häufig blutig verfärbt; Harnröhrenmündung rot angeschwollen.

▶ Geschlechtsorgane, weiblich: Wundheit der Vulva und der Vagina; übelriechender, weißlicher, schmieriger, eitriger Ausfluss; verzögerte Brunst; Schwellung und Spannung in den Milchdrüsen; Mastitiden.

Geschlechtsorgane, männlich: starker Juckreiz (Lecken) des Penis, der Eichel und des Skrotums; Geschwüre an der Vorhaut; verminderter oder gesteigerter Geschlechtstrieb.

▶ Bewegungsapparat: Bewegungsunlust; Berührung schmerzt heftig; kälteempfindlich.

▶ Haut: Schlecht heilende Haut (kleinste Wunden eitern); Wundheit von Hautfalten (z. B. Lefzen, Euter, Innenschenkel, DD: Petroleum); Bildung von schmerzhaften Furunkeln, Papeln, Bläschen und Pusteln; leicht blutende Geschwüre; starker Juckreiz am ganzen Körper; empfindlich gegen Kälte und Berührung; Haarausfall.

▶ Wärmeregulation: Sucht die Wärme; friert und zittert; kalte Extremitäten, leicht erkältet; schwitzt leicht; Köperausdünstungen sind übelriechend, sauer und klebrig.

Dosierung

Die Biphasigkeit des Mittels muss berücksichtigt werden. Niedrige Potenzen (D3) bewirken eine Beschleunigung der Reifung, mittlere und

---

Zeichenerklärung: < = Verschlimmerung (durch), > = Besserung (durch)

hohe Potenzen (D10 und höher) wirken resorptionsfördernd. Eine bewährte Potenz ist die C30. Hochpotenzen können mehrmals täglich gegeben werden.

Indikationen

Abszesse aller Art (Haut, Schleimhaut, Drüsengewebe, Zähne und Zahnfleisch); Druse der Pferde; Mastitiden (beim Melken extreme Schmerz- und Berührungsempfindlichkeit, Milchcharakter geht unter Umständen verloren, Eiterflocken); Nabelentzündungen besonders bei Kälbern; eitrige Metritis der Kühe nach Ret. sec., Schwergeburten oder unsachgemäßer Geburtshilfe; offene, eitrige, schlecht heilende Frakturen; stark geschwollene, phlegmonöse Entzündungen (bes. Katzenbisse, Stichverletzungen); Panaritum (Rind, Schwein, Schaf, Ziege, Kleintiere); Rhinits atrophicans der Schweine; Sinusitis, eitriger Nasenkatarrh (Kleintiere); eitrige Tonsillitis, zum Teil mit Abszessbildung; Lungenentzündung, zum Teil mit Abszessbildung in der Lunge; stark schmerzhafte, berührungsempfindliche Ohrenentzündungen, besonders der Hunde (Otitis med. und int.), aus dem erkrankten Ohr fließt oft stinkender Eiter ab; Pyodermien (besonders auch Staphylokokken-Pyodermien); übelriechende Ekzeme (nach altem Käse riechend).

Vergleichsmittel

- Silicea, Mercurius solubilis, Myristica, Calcium fluoratum: Eiterungen
- Causticum: Feuchte Luft bessert
- Arnica, Chininum: Berührungsempfindlichkeit
- Belladonna: Entzündungen (Rubor, Tumor, calor et dolor)
- Petroleum: Schmierige, übelriechende Ekzeme in Hautfalten
- Sulfur

Hydrangea arborescens

Baumartige oder wilde Hortensie

Geschichte

Hydragea arborescens wird bei den Indianern gegen Blasen- und Nierensteine angewendet.

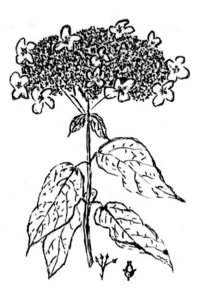

Botanik

Familie der Steinbrechgewächse; bis 2 Meter hoher, sommergrüner Strauch; glatter Stamm, dessen Rinde gräulich oder rötlich ist und verschiedene horizontale Zonen bildet.
Wurzel: Holzig, verzweigt; federkieldicke, hellbraune Seitenwurzel.
Blätter: Gegenständig, gestielt, oval (selten herzförmig), zugespitzt, gesägt und auf beiden Seiten grün.
Blüten: Zahlreich, im Juli blühend, grünlich- oder rötlich-weiße Blüten, Kelche in zusammengesetzten Rispen.

Herkunft

Östliche Teile von Kanada und den USA.

Standort

Felsbänke.

Verwendete Teile

Frische Wurzel.

Zeichenerklärung: < = Verschlimmerung (durch), > = Besserung (durch)

Inhaltsstoffe

Umbelliferon (7-Hydroxycumarin, früher Hydrangin), Saponine, Harze, ätherische Öle, Oxalsäure.

Pharmakologie und Toxikologie

In höheren Dosen: Schwindel, Benommenheit, zerebrale Störungen und Oppressionen in der Brust; wirkt narkotisch, abführend, harn- und speicheltreibend.

Arzneimittelbild

Es wurde noch keine Arzneimittelprüfung vorgenommen; herkömmlicher Ruf als steinbrechendes Mittel bei Blasen- und Nierensteinen; Beschwerden der Blase, der Prostata sowie bei Diabetes.

Organotropie

Niere, Blase, Prostata.

Krankheitssymptome

▶ Kopf: Schwindel, zerebrale Störungen.
▶ Atmungsorgane: Einatmen erschwert (inspiratorische Dyspnoe); Hochziehen der Schultern; hundesitzige Stellung.
▶ Verdauungsorgane: Unvollständige Verdauung.
▶ Harnorgane: Schmerzen beim Wasserlassen und häufiger Drang; starke Schmerzempfindlichkeit in den Lenden, besonders links; starke, ziehende Schmerzen im Bereich des Leibes; großer Durst mit Bauchsymptomen und Prostatavergrößerung; starker Schleimniederschlag; reichliche Ablagerung von weißen, amorphen Salzen im Harn.
▶ Geschlechtsorgane: Beschwerden beim Wasserlassen; Prostatahypertrophie.
▶ Haut: Schlaffe Schleimhäute mit starken, fauligen Absonderungen.

Zeichenerklärung: < = Verschlimmerung (durch), > = Besserung (durch)

Dosierung

Ø, D2–D4, in häufigerer Wiederholung.

Indikationen

Blasen- und Nierensteine; Harninkontinenz; Blasenkatarrh; Prostatitis; Prostatahypertrophie; Diabetes mellitus.

Vergleichsmittel

Berberis vulgaris; Chimaphila umbellata; Equisetum; Lycopodium; Magnesium; Pareira brava; Petroselinum; Solidago; Sabal serrulatum

Hyoscyamus

Hyoscyamus niger, Bilsenkraut

Geschichte

Im Mittelalter Verwendung als Narkotikum; für „Hexensalben" und „Hexentrunk".

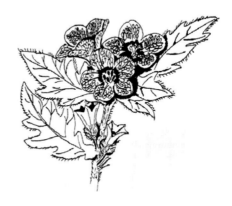

Botanik

Familie der Solanaceae, der Nachtschattengewächse; es steht innerhalb dieser Familie Belladonna, Stramonium und Mandragora besonders nahe. Hyoscyamus ist eine meist 2-jährige, bis 80 cm hohe, klebrig-zottige Pflanze mit widerlichem Geruch. Die Blätter sind matt-grün, buchtig, gezahnt und wechselständig, die Blüten fast sitzend, in einseitswendigen Wickeln, trichterförmig, schwefelgelb, mit netzartigem Geäder. Die Frucht ist eine Deckelkapsel.
Blütezeit: Juni bis September.
Die Pflanze steht in der Roten Liste unter den gefährdeten Pflanzen.

Herkunft

Nord- und Westasien, Nordamerika, Australien, Mittelmeergebiet; in Mitteleuropa zerstreut an Wegrändern und Schuttplätzen.

Verwendete Teile

Ganze frische Pflanze im blühenden Zustand.

Zeichenerklärung: < = Verschlimmerung (durch), > = Besserung (durch)

Inhaltsstoffe

Alkaloide 1-Hyoscyamin, d-Hyoscyamin, Atropin (d/l-Hyoscyamin), l-Scopolamin, Atroscin (d/l-Scopolamin).

Pharmakologie und Toxikologie

Die Alkaloide wirken parasympathikolytisch durch Verdrängung von Acetylcholin, in höheren Dosen blockieren sie vegetative Ganglien und im Stammhirn cholinerge Nerven (Antiparkinsonwirkung). Hyoscyamin führt zur Erregung (Krämpfe, Halluzinationen), Scopolamin wirkt schon im therapeutischen Bereich dämpfend (Dämmerschlaf). Durch die Scopolamin-Wirkung ist die Erregung des ZNS nicht so stark wie bei der Belladonna- oder Stramonium-Vergiftung, die Angaben in der Literatur über Giftigkeit sind jedoch widersprüchlich (Braun 1981; Roth et al. 1984).

Arzneimittelbild

Konstitution

Das Hyoscyamus-Tier ist ein „vollblütiger" Typ.

Leitsymptome

Hochgradige Erregung des ZNS mit Kongestion zum Kopf, verbunden mit gleichzeitiger Schwäche; Krämpfe der unwillkürlichen und willkürlichen Muskulatur, Tremor und Zuckungen, mit unwillkürlichem Abgang von Harn und Kot (Schließmuskellähmung); Argwohn, Eifersucht; bei Folgekrankheiten oder Rezidiven (subakut); vorherige hochakute Erkrankung; langsamer Wechsel zwischen durchaus heftigen Symptomen und symptomlosen bzw. somnolenten Stadien.

Modalitäten

<	- Im Liegen - Abends und nachts - Bei Nahrungsaufnahme - Durch Berührung
>	- Durch Aufrichten bzw. Aufsitzen

Causa: Psychische Ereignisse; Traumen

Krankheitssymptome

▶ Verhalten: Starke Erregung geht über in Apathie; zu schwach zur Nahrungsaufnahme; Psychosen; heftige Aggressionsneigung aus geringstem Anlass.

▶ Kopf: Erhitzt mit deutlich sichtbar pulsierenden Karotiden, Schwitzen am Hals; kalte (blasse, auch bläuliche) Kopfhaut; eingefallene, verzerrte Kopfmuskulatur.

▶ Atmungsorgane: Trockener (Reiz-)Husten, schlimmer durch Niederlegen, zwingt zum Aufrichten bzw. Aufsitzen; rasselnde Atmung mit viel Schleim in den Atemwegen; bei Geburten Kitzelhusten, hysterischer Husten.

▶ Herz und Kreislauf: Puls schwach und unregelmäßig, beschleunigt nach anfänglicher Verlangsamung; Zyanose.

▶ Verdauungsorgane: Trockenheit der Maulhöhle und des Schlundes, kann nicht schlucken; Koliken, Auftreibung des Abdomens, unwillkürlicher Kotabgang.

▶ Harnorgane: Unwillkürlicher Harnabgang; Krampf der Blase, so dass der Harn nicht ohne starkes Pressen abgeht.

▶ Bewegungsapparat: Muskelzittern; heftige Unruhe, Wälzen; Lähmungen.

▶ Haut, Schleimhäute: Berührungsempfindlichkeit; Jucken und Rötung; Konjunktiven schmutzig- bis dunkelrot; zyanotische Schleimhautfarbe.

▶ Wärmeregulation: Kältezittern – Hitze am ganzen Körper mit Rötung der Haut und Schweißbildung.

Dosierung

D4–D6 im akuten Stadium (auch Hochpotenzen); als Mittel zur Behebung von Folgekrankheiten und Rezidiven in höheren Potenzen, auch Hochpotenzen; Verhaltensstörungen ausschließlich mit Hochpotenzen behandeln (C30/200); Hyoscyamus-Öl wirkt schmerzlindernd, z. B. bei Otitis; die Dauer der Indikation geht bis zum Nachlassen der akuten Symptome (Erregung, Lähmung), Verschwinden der Zyanose.

Vergleichsmittel

Agaricus; Arsenicum album; Belladonna; Jodum; Lachesis; Rhus toxicodendron; Stramonium; Tarantula ispanica; Opium

Ignatia

Ignatia amara, Strychnos ignatii, Ignatiusbohne

Botanik

Ignatia amara gehört zur Familie der Loganiaceae, der auch Nux vomica und
Gelsemium angehören. Es ist ein ranken-
der, immergrüner Kletterstrauch mit gegenständigen Blättern, 4–5-zähligen Blüten und Beerenfrucht. Die Samen sind ca.
3 cm lang, 2 cm breit, eiförmig und
braungrau bis schwärzlich.

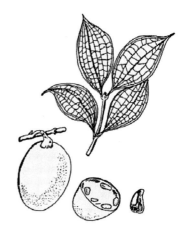

Herkunft

Philippinen.

Verwendete Teile

Die reifen und getrockneten Samen.

Inhaltsstoffe

Die Alkaloide Brucin und Strychnin im Verhältnis 2:1 (bei Nux vomica ist
das Verhältnis 1:1); ferner Kaffeesäure und Chlorogensäure.

Pharmakologie und Toxikologie

Die enthaltenen Alkaloide setzen die Reizschwelle im ZNS herab. Dadurch entsteht eine erhöhte Empfindlichkeit gegen äußere Reize mit heftigen Reaktionen. Die Hauptwirkung geht vom Strychnin aus, dessen
Angriffspunkt hauptsächlich im Rückenmark liegt. Das Alkaloid beseitigt sogenannte postsynaptische Hemmungen. Ebenso entfaltet die Kaf-

feesäure eine Wirkung am ZNS, so dass sich die Gesamtwirkung der Ignatia aus dem Zusammenspiel der einzelnen Inhaltsstoffe ergibt, die sich nur teilweise aus den Einzelwirkungen erklären lassen.

Arzneimittelbild

Ignatia amara ist ein Mittel für Patienten mit sehr widersprüchlichen Symptomen (z. B. starke Brechneigung, die durch Nahrungsaufnahme wieder gelindert wird), „nach dem Körper eines ertrunkenen Ignatia-Kranken muss man stromaufwärts suchen" (Monroe).

Ignatia eignet sich besonders für Fälle, in denen psychische Faktoren eine große Rolle spielen, die Gemütsverfassung der Tiere schwankt ständig, sie sind ängstlich, launisch, schreckhaft, wollen lieber allein sein und verkriechen sich oder sondern sich ab. Sie sind gegen äußere Reize sehr empfindlich, besonders Berührung (Erschütterung) der Haut wird gemieden.

Ignatia soll mehr dem weiblichen Habitus entsprechen, Nux vomica ist das männliche Pendant.

Leitsymptome

Überempfindlichkeit aller Sinne; Überempfindlichkeit gegen äußere Reize; Krankheitsbild voll widersprüchlicher Symptome; Folgen von Schreck und Kummer.

Modalitäten

< | - Aufregung
  | - Kälte
  | - Intensive Wärme
  | - Körperliche Anstrengung
  | - Leichte Berührung
  | - Hunger oder Durst sowie Verzehr von bisher gern genomme-
  | nen Süßigkeiten

Zeichenerklärung: < = Verschlimmerung (durch), > = Besserung (durch)

> \> - Wärme (Hunde liegen gerne im Bett und lassen sich zudecken)
> - Langsame Bewegung
> - SanfterDruck auf erkrankte Körperpartien (Liegen auf erkrankter Seite)
> - Futter- und Flüssigkeitsaufnahme
> - Nach Abgang von viel hellem Harn

Krankheitssymptome

▶ Allgemein: Die Symptome sind durch die Wirkung am ZNS/Rückenmark zu erklären.

▶ Verhalten: Die Tiere haben eine sehr wechselhafte Laune, „von himmelhoch jauchzend zu Tode betrübt", dann erscheinen sie traurig und kummervoll und sondern sich gerne ab; auffällig ist ihr häufiges Gähnen; psychische Labilität, Hysterie.

▶ Atmungsorgane: Trockener, krampfartiger Reizhusten, der um so schlimmer wird, je mehr gehustet wird und der vor allem abends auftritt.

▶ Verdauungsorgane: Krampf der Oesophagusmuskulatur und Schlingbeschwerden (Globusgefühl); der Hals wird zur Erleichterung gestreckt gehalten; nervöse Magenbeschwerden, starker Druck auf Magengegend unangenehm; Brechneigung und Magenkrämpfe werden durch Nahrungsaufnahme gebessert, oft besteht aber Appetitlosigkeit bzw. Fressunlust; gewohnte Nahrung wird erbrochen, während schwerverdauliches, ungewohntes Futter besser vertragen wird; bei Hitze fehlt der Durst, während er bei Kälte normal ist; der Bauch ist gebläht, die Tiere haben Koliken und drängen, ohne Kot abzusetzen.

▶ Harnorgane: Es besteht häufiger Harndrang und Blasenkrampf; der Harn ist hell; Abgang reichlichen Harnes bessert.

▶ Geschlechtsorgane, weiblich: Der Hauptbezug besteht zur Milchdrüse; Schwellung der Milchdrüse (Scheinträchtigkeit der Hündinnen); Schreck führt zum Versiegen der Milch.

▶ Bewegungsapparat: Durch Schreck oder Aufregung werden Krämpfe, Zuckungen oder Zittern ausgelöst.

Dosierung

Gebräuchliche Potenzen sind D4, D12, D30 und D200; hohe Potenzen bei Verhaltensstörungen. Die Dauer der Indikation reicht bis zur Normalisierung der Überempfindlichkeit.

Indikationen

Scheinträchtigkeit der Hündin; Krampfhusten; Schluckstörungen, insbesondere gestörter Wiederkauakt der Wiederkäuer; Heimweh nach Muttertieren und Wurfgeschwistern, bei Tiertransporten, Umstallungen, Absetzen.

Vergleichsmittel

– Jodum, Mandragora, Nux vomica, Petroleum: Bezug zu Verdauungsorganen
– Avena, Ambra, Chamomilla, Crocus, Natrium muriaticum, Opium, Stramonium: Bezug zu Verhaltenssymptomen

Ipecacuanha

Uragoga ipecacuanha, Cephaelis ipecacuanha, Brechwurzel

Geschichte

Eines der ersten zuverlässigen Brechmittel; im 16. Jahrhundert entdeckt.

Botanik

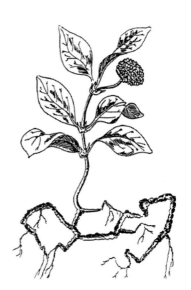

Familie der Rubiaceae; etwa 50 cm hoher Strauch mit kurz gestielten, elliptischen Blättern, weißen kopfständigen Blüten und knapp erbsengroßen Steinfrüchten, die Wurzeln sind verzweigt und verdickt, geringelt.

Herkunft

Mittel- und Südamerika, besonders feuchte Urwälder im tropischen Brasilien.

Verwendete Teile

Getrocknete unterirdische Organe.

Inhaltsstoffe

Vor allem die Alkaloide Emetin und Cephalin, ferner saure Saponine, Cholin, Psychotrin und Ipecosid.

Pharmakologie und Toxikologie

Die beiden Inhaltsstoffe Emetin und Cephalin wirken stark reizend auf Haut, Schleimhäute, Vagus und führen zu entsprechenden Krankheitserscheinungen (Brechmittel).

Zeichenerklärung: **<** = Verschlimmerung (durch), **>** = Besserung (durch)

Arzneimittelbild

Ipecacuanha ist ein Mittel für den akuten Fall.

Leitsymptome

Ständige Übelkeit, verbunden mit Krämpfen und großer Erschöpfung; Erbrechen bringt keine Erleichterung; Durstlosigkeit; Blutungen hellrot; Periodizität der Symptome; Diskrepanz zwischen den Ausscheidungen im Kopfbereich (Absonderungen sind wässrig-klar) und des Verdauungskanals (Absonderungen sind schleimig und gefärbt); beides muss gemeinsam auftreten!

Organotropie

Betroffen sind überwiegend die Schleimhäute des Verdauungsapparates, der Atmungsorgane und der Geschlechtsorgane, ferner das Blutgefäßsystem.

Modalitäten

<	- Nachts
	- Wärme, Feuchtigkeit
	- Bewegung
	- Atemnot verschlimmert sich beim Einatmen
>	- Ruhe
	- Im Freien

Krankheitssymptome

▶ Atmungsorgane: Trockener, krampfartiger Husten bis zum Auswürgen von Flüssigkeit aus der Lunge, nach dem Hustenanfall matt und elend; wässriger Schnupfen; hellrotes Nasenbluten; grobblasige Rasselgeräusche in der Lunge; Lungenbluten.

▶ Herz und Kreislauf: Allgemeine Hämorrhagien; häufig Anämie; Blutungen aus allen Körperöffnungen, wie Blutharnen, Blutmelken usw.; das Blut ist hellrot.

Zeichenerklärung: **<** = Verschlimmerung (durch), **>** = Besserung (durch)

- ▶ Verdauungsorgane: Speichelfluss; Zunge trotz gastrischer Symptome nicht oder kaum belegt; Ablehnung von Futter; bei warmem Wetter Durst auf kaltes Wasser, bei kaltem Wetter durstlos; große, ständige Übelkeit; Bauchkrämpfe; Erbrechen ohne Erleichterung, Erbrechen meist unmittelbar nach Nahrungsaufnahme; Magenkatarrh wird durch Aufnahme von Eis oder Eiswasser ausgelöst (Schneefressen der Hunde, DD: Arsenicum album); krampfartige Durchfälle, schleimig, grünlich oder blutig; Erschöpfung und Abgeschlagenheit der Tiere infolge der Krämpfe; Gastritis auch als Infektionsfolge.
- ▶ Geschlechtsorgane, weiblich: Uterusbluten, Blutmelken.
- ▶ Haut und Schleimhäute: Juckreiz und Hautausschlag; Entzündung der Schleimhäute; Konjunktivitis oft mit Blepharospasmus.

Dosierung

Gebräuchliche Potenz ist D4 (D12 ist überwiegend orgonatrop einzusetzen); Verabreichung bis zum Nachlassen der Übelkeit oder der heftigen Symptome.

Indikationen

U. a. Parvovirose und Blutmelken; Atemwegserkrankungen auf bakterieller oder viraler Grundlage.

Vergleichsmittel

Mercurius und Pulsatilla, wenn Kopf- und Verdauungssymptome nicht zusammen auftreten

Lachesis

Lachesis muta, Lachesis mutus, Lachesis trigonocephalus, Buschmeister, Lanzenförmige Viper

Geschichte

Einführung durch Constantin Hering 1837; Anwendung als Polychrest, Wirkung auf Rückenmark, Herz, Blut, Atmungs- und Harnorgane; bei MKS, Rotlauf, brandigen Geschwüren wie Hufgeschwür, Widerristfistel, Furunkulose, Abszess, Metritis mit septischem Fieber, Stichverletzung, Einschuss, Druse und Fisteln aller Art.

Zoologie

Lachesis muta gehört zur Familie der Crotalidae, mit der Unterfamilie der Crotalinae. Sie kann eine Länge bis zu 3,60 m erreichen.

Herkunft

Mittel- und Südamerika.

Verwendete Teile

Frisch gewonnenes Sekret aus den Gift-Drüsen.

Inhaltsstoffe

Haemolysine, Haemagglutinine, Koaguline, Antikoaguline, Haemorrhagin, Neurotoxin, wenig Cytolepin (Phospholipasen und Proteinasen, vorwiegend haemotoxisch wirkend).
Zubereitung und Sondervorschrift des HAB I: Ø = D2 (Venena), Trituratio ab D2, Ampullen ab D6.

Zeichenerklärung: < = Verschlimmerung (durch), > = Besserung (durch)

Pharmakologie und Toxikologie

Schlangengifte sind in ihrer biochemischen Struktur noch nicht endgültig aufgeschlüsselt. Es ist bekannt, dass sie bis zu 92 % aus Proteinen bestehen, wodurch ihre Wirksamkeit als Antigen erklärbar ist, wenn sie parenteral zugeführt werden. Die Schlangengifte sind untereinander in ihrer Wirkung verwandt. Sie sind als modifizierter Speichel zu betrachten und gehören somit zu den Verdauungsenzymen. Ihr toxischer Charakter kommt durch ihre Wirkung auf das Enzymsystem des Gebissenen zustande. Unter den Proteinasen ist eine dem Trypsin ähnliche dafür verantwortlich, dass am Ort des Bisses eine Verdauung von Eiweißen stattfindet, die sich durch lokale Entzündung mit Schwellung, Blutaustritt und Nekrose äußert. Diese lokale Wirkung ist den Crotaliden und Viperiden eigen.

<u>Haemotoxische Wirkung</u>: Eine Wirkung der Proteinasen scheint die Abspaltung von Bradykinin aus Globulin zu sein, wodurch es zu den Symptomen der totalen Erschöpfung und den kollapsähnlichen Zuständen kommt, verbunden mit kalten Schweißausbrüchen (Lachesis und Crotalus). Die Phospholipasen spalten von Lecithin und Cephalin die ungesättigten Fettsäuren ab, wodurch Lysolecithin und Lysocephalin entstehen. Diese haben eine stark lytische Wirkung auf alle Zellmembranen, besonders auf die der roten Blutkörperchen. Auch die Leukozyten unterliegen dieser Wirkung, Leukopenie und Agranulozytose können die Folge von Schlangenbissen sein.

<u>Neurotoxische Wirkung</u>: Auch diese wird der Wirkung der Phospholipasen zugeschrieben. Vor allem das Cephalin der Achsenzylinder und der Medullarscheiden wird zersetzt.

Ob ein Schlangengift mehr haemotoxisch oder mehr neurotoxisch wirkt, wird dem unterschiedlichen Gehalt an proteolytischen Enzymen zugeschrieben.

Entsprechend den aufgeführten Verhältnissen, ergeben sich die folgenden <u>toxikologischen Symptome</u>:

– Septisch-gangränöse Wunden mit mangelhafter Reaktion und gestörter Leukozytenabwehr; blaurote oder purpurrote Hautfärbung; Ausbleiben der physiologischen Leukozytenimmigration (Eiterbildung).

- Embolie- und Thromboseneigung, auch Blutzersetzung und Ausbleiben der Blutgerinnung.
- Septischer Fieberzustand mit Schüttelfrost, heftigem Fieber und Schweißen, verbunden mit Petechien, Purpura und hämolytischem Ikterus.
- Allgemeine und örtliche Blutstase mit Zyanose.
- Spasmen der Herzmuskulatur mit Neigung zu Hypotonie und Kollaps.
- Puls biphasisch: stark beschleunigt und kräftig – schwach und elend.
- Seelische Erregung oder Depression.
- Empfindlichkeit gegenüber Berührung.

Arzneimittelbild

Lachesis besitzt eine hohe Affinität zum Blut.

Konstitution

Das Mittel umfasst sowohl pastöse, phlegmatische (dunkle), als auch magere, erschöpfte Tiere, wenn Berührungsempfindlichkeit, besonders gegenüber leichten Berührungen, vorliegt. Fester Druck ist angenehm.

Leitsymptome

Außerordentliche Berührungsempfindlichkeit; Erstickungsanfälle; Beengung; zyanotische Verfärbungen; schlechte Heilungstendenz, mit stinkenden Absonderungen; Neigung zu Herzschwäche, Kollapszuständen und Thrombosen; ausgeprägte Linksseitigkeit der Symptome (kann nach rechts wandern); bei Lachesis kommen physiologische Funktionen plötzlich zum Stillstand (Versiegen der Milch), ohne dass eine Krankheit diagnostiziert werden kann.

Organotropie

ZNS und Vegetativum; Herz- und Kreislaufsystem; Atmungsorgane; Schilddrüse; Ovarien; Haut.

Zeichenerklärung: < = Verschlimmerung (durch), > = Besserung (durch)

Modalitäten

<	- Nach Schlaf (schläft sich in die Verschlimmerung hinein) - Durch jede Form von Wärme
>	- Bei beginnender Sekretion und Exkretion - Bei Bewegung - In frischer Luft

Krankheitssymptome

▶ Allgemein: Krankehitssymptome treten sehr gegensätzlich auf.

▶ Verhalten: Allgemeine Überempfindlichkeit gegen leichte Berührung, vor allem an Hals und Bauch, gegen Licht und Geräusche; Beengung im Stall (Mast), fiebert zu Aggressionen; Trägheit bis zur Apathie; Hinfälligkeit; Kollapsneigung und Ängstlichkeit; ZNS-Störungen, Konvulsionen, Paresen, Paralysen.

▶ Kopf: Der Kopf ist heiß – die Extremitäten kalt.

▶ Atmungsorgane: Die Atemfrequenz ist erhöht; oft rein costale Atmung, stoßweise und mit Stöhnen; Atemnot; anhaltend keuchender Husten mit zähem Schleim; äußere Berührung ruft Erstickungssymptome hervor.

▶ Herz und Kreislauf: Die Linksseitigkeit ist auch hier ausschlaggebend; Endokarditis; toxisch und infektiös bedingte Myocarditis; Kreislaufbeschwerden aus dem Schlaf heraus; Hypotonie mit Schwächeanfällen und Kollapsneigung – Hypertonie mit anfallsweisem Schwindel (taumelnder Gang); Thrombosen; Embolie; biphasischer Puls.

▶ Verdauungsorgane: Geschwürige Veränderungen in der Maulhöhle (Stomatitis); Speichelfluss oder ausgeprägte Trockenheit; Schmerzen beim Schlucken, aber feste Nahrung wird besser aufgenommen als flüssige; aufgetriebener Leib, Blähungen; Durchfall mit Tenesmen an Darm und After; bläuliche Hämorrhoiden.

▶ Harnorgane: Haematurie; Pyelonephritis.

▶ Geschlechtsorgane, weiblich: Mastitis (häufig ausschließlich linksseitig); Metritis; MMA-Komplex: Lochiometra, Pyometra.

Zeichenerklärung: < = Verschlimmerung (durch), > = Besserung (durch)

126

Geschlechtsorgane, männlich: Orchitis; Epididymitis.
- ▶ Bewegungsapparat: Polyarthritische Beschwerden mit Verschlimmerung durch Wärme und nachts, dabei starkes linksseitiges Zittern; kalte Extremitäten.
- ▶ Haut und Schleimhäute: Hauterkrankungen haben bläulichzyanotisches Aussehen; wunde Stellen sind blaurot verfärbt; die Umgebung von Geschwüren hat einen blauroten Rand; leichte Berührung der Haut ist unerträglich; Schleimhäute sind blass, die Konjunktiven blass-zyanotisch, vielfach stark gerötet, auch ikterisch; Skleralgefäße deutlich injiziert bis verwaschen; Maulschleimhaut ist entzündet und geschwollen.
- ▶ Wärmeregulation: Temperaturerhöhung als Folge einer Sepsis; heißer Kopf – kalte Extremitäten.

Dosierung

Lachesis wird im allgemeinen in der D8 oder der D12 verabreicht, alleine oder in Kombination mit Echinacea und Pyrogenium (z. B. Laseptal), zusätzlich noch Chlorophyll (DHU) zur Vorbeuge, Metaphylaxe oder Behandlung von septischen Zuständen.

Nach Wolter soll bei örtlich infektiösen Prozessen Lachesis D15 mit Pyrogenium D12 kombiniert werden, da dieses im Vergleich zu Laseptal „gezielter" wirke.

Bei entsprechendem Krankheitsbild, insbesondere bei ständiger Metaphylaxe z. B. des MMA-Komplexes, greifen die 8er oder 12er Potenzen nicht mehr, dann auf Hochpotenzen bis D200 umstellen.

Das Ende der Indikation zeigt sich durch Stabilisierung des Kreislaufes, Nachlassen der Berührungsempfindlichkeit und Beginn der Wundheilung an.

Indikationen

Als Hauptindikation gelten alle Infektionskrankheiten mit septischem Verlauf; ferner septische Wunden mit Nekrosen und Gangrän und den genannten Leitsymptomen. In der veterinärhomöopathischen Literatur finden sich außerdem Hinweise auf Lachesis bei folgenden Indikationen:

- Metritis: Zusammen mit Sabina, bei Lochiometra mit Pyrogenium, bei Pyometra mit Pulsatilla und auch mit Chemotherapeutikum.
- MMA-Komplex: Bei Vorherrschen der Endometritis mit Aristolochia (für lebensmittelliefernde Tiere derzeit nicht zugelassen); bei Kreislaufstörung, Temperatur von 39,4 °C und Futterverweigerung mit Pulsatilla; bei Milchmangel und gestörtem Allgemeinbefinden mit Phytolacca kombiniert.
- Zystenbildung am Ovar, linksseitig, mit Aurum D15 kombiniert (bei rechtsseitiger Zystenbidlung Apis D4 oder Lycopodium D6 mit Aurum D15).
- Angina tonsillaris
- Katzenschnupfen.
- Herz- und Kreislauferkrankungen infolge einer Infektion (Parvovirose), in Verbindung mit Ipecacuanha und eventuell mit Chemotherapeutikum.
- Stomatitis ulcerosa et marginalis; Parodontose.
- Polyarthritis mit Verschlimmerung nachts, durch Wärme und Berührung.
- Druse, mit Myristica D3 (D2) zur Abszessspaltung kombiniert.
- Bei unkastrierten weiblichen Katzen, die wegen des fehlenden provozierten Eisprungs zu Ovarialzysten neigen, als deren Form gravierende Psychosen bis hin zur Aggressivität gegen vertraute Personen oder Tiere resultieren (Berlin-Materna).
- Juckreiz und Ekzeme, mit Rhus toxicodendron kombiniert.
- Prä- und postoperativ, in Kombination mit Arnica und/oder Symphytum.
- Rotlauf der Schweine (plus Penicillin); kombiniert mit Rhus toxicodendron in Hochpotenz.
- Gangränöse Prozesse, mit Mercurius cyanatus D6.
- Mastitis, in Kombination mit Asa foetida und vielen anderen.
- Beginnende Pyogenes-Mastitis, drei Tage hintereinander je 1x10 ml Laseptal®, DHU (Wolter).
- Hepatitis, partaler oder postpartaler Ikterus der Hündin.

Zeichenerklärung: < = Verschlimmerung (durch), > = Besserung (durch)

Vergleichsmittel

Das AMB zeigt große Ähnlichkeit mit dem von Crotalus horridus, jedoch tritt hier die Haemolyse und Haemorrhagie noch stärker hervor. Crotalus ist angezeigt bei beidseitig entzündeten Systemen, Lachesis zeigt deutliche Affinität zur linken Körperhälfte.

Pyrogenium, Lachesis, Tarantula hispanica und Bufo, die alle eine Wirkung bei septischen Prozessen zeigen, lassen sich nach Wolter wie folgt unterscheiden:

Ort der Erkrankung und Symptomatik:
- Bei Lachesis steht die allgemeine Erkrankung im Vordergrund.
- Tarantula cubensis geht von einem lokalen Infekt aus (z. B. Karbunkel), der auch eine Sepsis bewirken kann.
- Bufo rana löst nach kleinsten Verletzungen schwere septikämische Zustände aus.
- Pyrogenium unterscheidet sich von Lachesis durch seine Modalitäten und paradoxen Symptome: Temperatur hoch – Puls langsam und umgekehrt, bei hoher Temperatur zittern die Tiere so stark, dass die dadurch bedingte Ruhelosigkeit zur völligen Hinfälligkeit bis hin zum Koma führen kann. Pyrogenium hat den aashaften Geruch aller Absonderungen und die Besserung durch Wärme. Es sollte stets mit Lachesis kombiniert werden, da es auch noch nützt, wenn dieses versagt.

Verschlimmerung:
- Für Lachesis und Bufo ist die Verschlimmerung der Symptome in den frühen Morgenstunden charakteristisch.
- Bei Tarantula hispanica tritt die Verschlimmerung abends ein, weil durch die Unruhe am Tage die Belastung größer ist als nachts (Panaritium, Ödeme der Gliedmaßen).

Schwindel:
- Lachesis hat Schwindel im AMB. Die Tiere stehen mit weit geöffneten Augen da, weil sich das Schwindelgefühl bei geschlossenen Augen verstärkt.
- Tarantula hispanica zeigt Drehschwindel. Die Tiere können bei gewaltsamem Drehen hinfallen.
- Bei Bufo zeigt sich der Schwindel in plötzlichem Taumeln bis hin zum Krampfanfall.

Verlauf:
- Bei Lachesis kommen physiologische Funktionen plötzlich zum Stillstand (Versiegen der Milch), ohne dass eine Krankheit diagnostiziert werden kann.
- Tarantula hispanica hat einen langsamen Verlauf. Das Tier ist „anders", Krankheitssymptome fehlen.
- Bufo dagegen zeigt eine Plötzlichkeit, die mit Versagen der Glieder bis zum epileptischen Anfall führen kann, wenn man sich dem Tier schnell nähert oder es anfasst.
- Tarantula hispanica beginnt und endet langsam, Wohlbefinden und klinische Heilung verlaufen harmonisch.
- Lachesis und Bufo hingegen zeigen schon subjektives Wohlbefinden an, wenn noch klinische Krankheitssymptome bestehen.

Laurocerasus

Prunus laurocerasus, Kirschlorbeer

Botanik

Prunus laurocerasus, der Kirschlorbeer, gehört zur Familie der Rosaceae,
ebenso der Kirsch-, Mandel- und
Zwetschgenbaum, der Weißdorn und
die Schlehe. Der Kirschlorbeer wächst
als Strauch oder als Baum und wird
bis zu 6 Meter hoch. Die dunkelgrü-
nen, ovalen, ledrigen Blätter sind am
Rand umgebogen und haben eine
glänzende Oberseite. Die Unterseite
weist eine deutliche Unterrippe auf.
Der Kirschlorbeer blüht im Mai in
kleinen weißen Dolden mit rosenarti-
gem Geruch.
Die Früchte reifen im September/
Oktober und sind schwarz-glänzend
und kugelig.

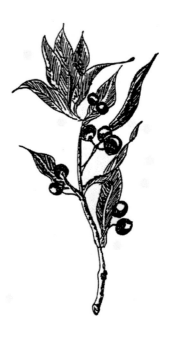

Herkunft

Kaukasus, Persien, Balkan; inzwischen auch in Mitteleuropa als Zierstrauch.

Standort

Auf nährstoffreichem Boden.

Verwendete Teile

Im August gesammelte, frische Blätter.

Zeichenerklärung: **<** = Verschlimmerung (durch), **>** = Besserung (durch)

Inhaltsstoffe

Aus Prunasin und Sambunigrin (Mandelnitril-Glukoside) bildet sich Prulaurasin, welches unter Fermenteinwirkung in Glukose und DL-Mandelnitril gespalten wird. DL-Mandelnitril wiederum wird durch Enzyme in Benzaldehyd und Blausäure HCN zerlegt. Weitere Inhaltsstoffe sind Flavonoide, ätherische Öle und Phenolsäuren. Insgesamt enthalten die Blätter bis zu 4 % Blausäure und 80–90 % Aldehyde.

Pharmakologie und Toxikologie

Die Wirkung beruht auf dem hohen HCN-Gehalt und erfasst Herz, Atmung und glatte Muskulatur. Die Toxizität beruht auf der Wirkung der Blausäure, die aus dem Inhaltsstoff Prulaurasin entsteht. Die letale Dosis beträgt etwa 1 mg/kg KGW, für einen erwachsenen Menschen also 50 mg HCN, etwa 50 g bittere Mandeln oder 60 g Lauroceraus-Tinktur.

Akutes Vergiftungsbild: Die Blausäure bildet mit Schwermetallen Komplexe. Sie schaltet das eisenhaltige Atmungsferment aus, als Folge passiert das Oxyhämoglobin die Kapillaren ohne Sauerstoffabgabe; das Venenblut wird also arteriell, die Schleimhäute sind hellrosa. Der Tod tritt sehr schnell durch Atem- und Herzlähmung ein.

Chronisches Vergiftungsbild: Es treten Reizerscheinungen an den Schleimhäuten von Augen und oberen Luftwegen auf, mit Kratzen im Hals und heftigem Reizhusten. Sowohl Erythrozyten- als auch Hämoglobinwerte sind erhöht; es kommt zur Erstickung mit Zyanose und Krämpfen. Die Symptome der chronischen HCN-Vergiftung erinnern an Höhenkrankheit.

Arzneimittelbild

Laurocerasus ist ein Herzmittel, besonders bei Rechtsinsuffizienz und pulmonalen Stauungen. Die Symptome treten meist sehr plötzlich und heftig auf, verschwinden aber ebenso rasch wieder.

Leitsymptome

Zyanose, pulmonale Dyspnoe und Reizhusten, Stauungshusten (die Zyanose ist ein Symptom der chronischen HCN-Vergiftung); Schweißausbrüche, Untertemperatur, Kälteschaudern bei Unverträglichkeit von äußerer Wärme; plötzlich auftretende heftige Spasmen der inneren Hohlorgane.

Modalitäten

<	- Ruhe - Nachts - Äußere Wärme
>	- Mäßige Bewegung - Im Freien - Hochlagerung des Brustkorbes

Krankheitssymptome

▶ Verhalten: Wegen der mangelnden Sauerstoffversorgung des Organismus ist den Tieren alles zu viel; sie sind abgeschlagen, matt und lustlos, jedoch leicht reizbar; Reaktionsmangel.

▶ Kopf: Trockene Schleimhaut der Augen oder Tränenfluss; erweiterte Pupillen; das Symptom aus der Humanmedizin „Gegenstände erscheinen zu groß" lässt sich in die Veterinärmedizin durch „plötzliches Erschrecken der Tiere vor auftretenden Gegenständen" übertragen.

▶ Atmungsorgane: Die Schleimhäute der oberen Luftwege sind trocken, es tritt ein trockener Reizhusten auf (vor allem nachts zwischen 2 und 3 Uhr), der vom Kehlkopfbereich herrührt, bei den Hustenanfällen entsteht Atemnot mit Erstickungssymptomen; häufig liegen Lungenödem, Lungenemphysem oder Bronchitis mit zähem, festsitzendem Schleim vor.

▶ Herz und Kreislauf: Häufig Rechtsherzinsuffizienz mit Stauung im kleinen Kreislauf; als Frühsymptom ist unruhiger Schlaf zu werten;

Zeichenerklärung: < = Verschlimmerung (durch), > = Besserung (durch)

die Herzinsuffizienz ist in Ruhe gut feststellbar, sie verschwindet nach kurzer Bewegung und tritt dann nach längerer Belastung wieder auf; der Puls ist langsam und schwach; die Schleimhäute sind zyanotisch; es besteht Kollapsneigung.

▶ Verdauungsorgane: Vermehrter Speichelfluss; weiß belegte Zunge; Flüssigkeiten werden mit lauten Gurgelgeräuschen abgeschluckt; es besteht häufiges Aufstoßen und Erbrechen; heftige krampfartige Schmerzen bis hin zur Kolik am gesamten Verdauungskanal; diese Spasmen verschwinden oft genau so schnell, wie sie gekommen sind.

▶ Harnorgane: Auch hier sind heftige Spasmen feststellbar.

▶ Bewegungsapparat: Krämpfe, Steifheit, stechende Schmerzen in allen Gliedern; wegen schlechter Sauerstoffversorgung des Herzens bleiben die Tiere plötzlich in der Bewegung stehen, um nach kurzer Erholung weiter zu gehen.

▶ Nervensystem: Hyper- und Parästhesien; Zittern der Haut, als ob Fliegen darauf säßen; Nervenzucken, vor allem im Gesicht.

▶ Wärmeregulation: Untertemperatur; Frieren, aber äußere Wärme ist unangenehm; auch Schweißausbrüche; die Haut fühlt sich kalt an.

Dosierung

Laurocerasus wird nur oral gegeben; D1 bei Herzblock oder kardial bedingter Dämpfigkeit; D4 bei allergisch bedingter Bronchialdämpfigkeit; D3 in allen übrigen Fällen.
Es wird zunächst eine Kur mit 20 ml (Dilution – oral) gemacht und nach erneuter Untersuchung evtl. wiederholt; Schonung und Ruhigstellung ist falsch, mäßige Bewegung soll die Sauerstoffversorgung in Gang halten.

Vergleichsmittel

– Carbo vegetabilis: Verursacht ebenfalls Zyanose, Dyspnoe, große Schwäche und Unterkühlung
– Convallaria majus: Digitalisähnliche Wirkung bei nervösen Herzstörungen, Herzflattern bei geringer Aufregung und Besserung durch Frischluft
– Digitalis; Lachesis

Luffa operculata

Luffa, Esponjilla, Schwammgurke

Geschichte

Von der einheimischen Bevölkerung Kolumbiens, wo Dr. Schwabe diese Heilpflanze entdeckte, wird sie hauptsächlich zur Behandlung von Nasen- und Nasennebenhöhlenkatarrhen eingesetzt.

Botanik

Luffa operculata gehört zur Familie der Kürbisgewächse (Cucurbitaceae) und ist eine kleinere giftige Abart des Luffa-Schwammes. Sie ist eine 1-jährige zarte, kahle Schlingpflanze mit nieren- bis herzförmigen 3–5-lappigen Blättern und hellgelben, achselständigen, einhäusigen Blüten. Die als Droge verwendeten Früchte sind pflaumengroße, schnabelartig zugespitzte hellgrüne trockene Beeren mit 10 Rippen, die mit kurzen scharfen Stacheln besetzt sind. Diese Beeren enthalten markiges Gewebe, feines Fasergeflecht und platte, hellbraune Samen.

Herkunft

Mittelamerika, südliches Südamerika, südliches Nordamerika.

Verwendete Teile

Die reifen getrockneten Früchte sind hellgrau und dünnschalig. Ø = D1.

Inhaltsstoffe

Drei Triterpensaponine; sechs Cucurbitacine (Bitterstoffe), die mit Inhaltsstoffen der Bryonia verwandt sind; Jod.

Zeichenerklärung: < = Verschlimmerung (durch), > = Besserung (durch)

Pharmakologie und Toxikologie

Das Jod ist für die Biphasigkeit des Mittels verantwortlich zu machen: Die Einführung eines Luffastückchens in die Nase führt zu starker wässriger bis schleimiger Sekretion, kann aber auch Schleimhautatrophie verursachen. Es wurden auch Jodismus und Verkleinerung der Schilddrüse beobachtet.

Arzneimittelbild

Anwendung bei vielen Formen von Rhinitis, Sinusitis; außerdem bei Gastroenteritis und Rheumatismus, der von den Nasen- und Nasennebenhöhlen ausgeht.

Konstitution

Blass, kalt trocken, lithämisch: müde und matt.

Leitsymptome

Trockene Schleimhautentzündung bedingt großen Durst; Heißhunger.

Organotropie

Schleimhäute der Nasen- und Nasennebenhöhlen, des Pharynx und des Verdauungskanals.

Modalitäten

<	- Trockene Luft
>	- Im Freien

Krankheitssymptome

► Verhalten: Müde und matt bis zur Apathie; oder gereizt.

Zeichenerklärung: < = Verschlimmerung (durch), > = Besserung (durch)

► Kopf: Heftige Kopfschmerzen (beim Menschen in Stirn und/oder Hinterkopf oder von da nach dort ziehend) bewirken das Verhalten des Tieres.

► Hals: Schilddrüsenverkleinerung.

► Atmungsorgane: a) häufiges Niesen, Berührungsempfindlichkeit und Jucken der Nasenschleimhaut, Fließschnupfen mit klarer, weißer oder gelblicher Sekretion; oder b) starke Schleimbildung mit Austrocknung; oder c) Stockschnupfen mit trockener Schleimhaut mit Ekzem- und Borkenbildung an den Nasenwänden; bis hin zu d) Atrophie der Nasenschleimhaut.

► Herz und Kreislauf: Bei Belastung Tachykardie und Dyspnoe.

► Verdauungsorgane: Stomatitis, Gingivitis und Pharyngitis führen zu Schluckbeschwerden (dadurch verminderte Futteraufnahme), aber auch zu großem Durstgefühl, Leere- oder Völlegefühl im Magen, Magenschmerzen, Appetitsteigerung mit Abmagerung, Magen-Darmspasmen mit hellem Durchfall oder Verstopfung; auch Leberdruckschmerz tritt auf.

► Harnorgane: Polyurie (durch gesteigerte Flüssigkeitsaufnahme).

► Geschlechtsorgane: Dysmenorrhoe, Fluor albus.

► Bewegungsapparat: Gelenkschmerzen und allgemeine Myalgien, besonders im Lumbalbereich und den Extremitäten, bewirken Bewegungsunlust oder Gereiztheit (siehe Verhalten).

► Haut: Am Kopf können Eiterpusteln vorkommen (Maulschleimhaut); Haarausfall.

Dosierung

D3, D4, D6 bei trockenem, atrophischem Nasenkatarrh; D12, D15 bei feuchten und allergischen Katarrhen und Nasenmuschelschwellung, sowie bei allen chronischen Prozessen. Nicht selten kommt es zu einer Erstverschlimmerung der Kopfschmerzen durch einen Sekretstau!

Indikationen

Luffa greift regulierend in die Durchblutung der Nasenschleimhaut ein. Es ist angezeigt bei allen Sinusitiden, besonders aber bei trockener, akuter oder chronischer Sinusitis und Rhinitis, die sowohl allergisch als auch vasomotorisch bedingt sein kann; ebenso bei Rhinitis atrophicans. Es hat eine ebensolche Wirkung bei Gastroenteritiden und herdbedingter rheumatischer Myalgie.

Vergleichsmittel

– Jod und jodhaltige Substanzen: Die biphasische Wirkung des Jod kann Hemmung oder Steigerung von Sekretion und Drüsenwachstum bewirken (z. B. der Schilddrüse, Nasenschleimhäute, Schleimhäute des Genitaltrakts), wobei das Sekret in der Regel reichlich scharf und wundmachend ist. Rheumatoide Schmerzen kommen in allen Gliedern vor.
– Acidum fluoricum: Bei chronischen Eiterungen mit übelriechendem wundmachendem Sekret (nach Silicea oder als Zwischenmittel zu diesem); bei fibrösen Strumen der Schilddrüse
– Cinnabaris (HgS): Aktiviert die vertrockneten Absonderungen bei chronischen und subakuten Katarrhen der Nasennebenhöhlen (Erstverschlimmerung möglich)
– Gelsemium: Starke seröse Sekretion an Nase und Augen; Berührungsempfindlichkeit am Kopf; Schluckbeschwerden durch zentral (!) bedingte Muskellähmung (Schwäche, Apathie, Zittern); trockener Husten; heller Kot, Durchfall durch Aufregung
– Hepar sulfuris: Bei Eiterungen mit gelblichem wundmachendem, übelriechendem Sekret, die berührungs- und kälteempfindlich sind; stark schmerzhafte entzündliche Prozesse von Haut, Schleimhaut, Lymphdrüsen
– Kalium jodatum: Ätzende wässrige Absonderungen von fibrösen (Binde-) Geweben, Drüsenschwellungen (Aktinomykose, -bazillose); Atemwegssymptome)
– Magnesium fluoricum
– Magnesium jodatum: Bei chronischer Tonsillitis und adenoiden Wucherungen des Rachenrings; bei Struma
– Mercurius bijodatus: Bei akuter und chronischer Drüsenschwellung, Angina, Tonsillitis, Diphtherie, Sinusitis

Zeichenerklärung: < = Verschlimmerung (durch), > = Besserung (durch)

Lycopodium

Lycopodium clavatum, Bärlapp, Gürtelkraut, Hexenkraut

Geschichte

Ehemals als Zaubermittel gegen Hexerei verwandt, seit dem 16. Jahrhundert als Pillenkonspergens und Wundstreupuder eingesetzt; wegen der Brennbarkeit mit leuchtender Flamme auch für Theaterblitze verwendet; in der Volksmedizin als Tee bei Gicht, Rheuma, Harn- und Geschlechtskrankheiten sowie chronischen Hautleiden empfohlen; in der Tiermedizin wurde die Tinktur gegen Unfruchtbarkeit und, mit äußerlichen Waschungen, gegen Läuse angewandt.

Botanik

Familie der Lycopodiaceae, Bärlappgewächse; ausdauerndes Kraut mit kriechenden, über 1 Meter langen Stängeln, die reich verästelt sind; sie sind mit kleinen, linealen Blättchen dicht besetzt und tragen kleine aufsteigende Zweige. Diese sind wenig beblättert, an ihrem oberen Ende befinden sich die gelben, walzenförmigen Sporangienähren. Bei der Reife öffnen sie sich und verstreuen die in ihnen sitzenden Sporen. Bärlapp ist geruchs- und geschmacklos.
Reifezeit: Juli bis August.

Herkunft

Europa.

Standort

Auf trockenen Wald- und Heideböden in der Ebene und im Gebirge.

Verwendete Teile

Getrocknete Sporen.

Zeichenerklärung: < = Verschlimmerung (durch), > = Besserung (durch)

Inhaltsstoffe

Fettes Öl mit Hexadecan-, Myristin- und Lycopodiumsäure; ca. 2 % Alkaloide (Clavatin, Lycopodin und Clavatoxin), Dihydrokaffeesäure, Aluminium.

Pharmakologie und Toxikologie

In der Pharmazie als Bestäubungsmittel (Conspergensmittel) für Pillen und als Wundpuder verwendet; die Alkaloide wirken antipyretisch und können zu Curare-ähnlichen Vergiftungserscheinungen führen; Hemmung des oxydativen Abbaus in der Leber sowie Störung der Sekretion und Motorik des Magen-Darm-Kanals; an der quergestreiften Muskulatur führt Lycopodium zu Spasmen.

Arzneimittelbild

Lycopodium ist vielseitig anwendbar, ein Polychrest, und ein Konstitutionsmittel. Auffallend sind häufiges Liegen und plötzliches Niedergehen durch sinkende Kräfte sowie große Magerkeit mit Blässe der Schleimhäute und Zittern.

Konstitution

Tiere, die zu Stumpfheit neigen, aber leicht reizbar sind und dadurch oft unerwartet heftig mit Beißen oder Schlagen reagieren, wenn man ihnen zu nahe kommt; Tiere sehen alt aus, sind müde und schnell erschöpft (Leber).

Leitsymptome

Beschwerden beginnen rechts und ziehen sich im Verlauf der Erkrankung nach links; meistens chronisches Leiden, das zu Abmagerung führt; typisch: Rückenpartie ist mager, Gliedmaßen oft ödematös geschwollen; scheinbar großer Hunger, der nach den ersten Bissen verschwindet; infolge der Nierenstörung riecht der Harn scharf und sauer; breitflächige Schmerzempfindlichkeit des Bauchraumes (Vorsicht bei der Untersuchung).

Organotropie

Die Leber ist vornehmlich geschädigt, mit Auswirkungen auf das ZNS und auf die Funktion des gesamten Magen-Darm-Kanals. Störungen der Nierenfunktion gehen parallel. Außerdem sind die Tonsillen und das Larynx-Pharynxgebiet betroffen.

Modalitäten

<	- Sattfressen, kaltes Futter und Wasser - Physiologische Umschaltphasen - Hauptverschlimmerungszeit 16–19 Uhr und 3–9 Uhr - Wärme (Hitze), Schwüle, Wetterwechsel und große Kälte
>	- Kühle, frische Luft - Leichte Bewegung

Causa: Durch Witterungs- und Fütterungseinflüsse, selten Folge von Infektionen

Krankheitssymptome

▶ Allgemein: Periodisches Auftreten der Symptome.

▶ Verhalten: Schüchternheit; Unsicherheit; Misstrauen; leicht erregbar und schreckhaft; sucht das Alleinsein und hat dann Angst; schwankender Gang; Licht- und Geräuschempfindlichkeit.

▶ Kopf: Gelbliche Konjunktiven; Entzündungen im Kopfbereich beginnen rechts (Otitis).

▶ Atmungsorgane: Reizung im Rachenraum; Tonsillen, Speicheldrüsen und Halslymphknoten sind geschwollen; die Nasenöffnungen wund und geschwollen; Katarrh mit verstopfter Nase; Atmen mit offenem Maul und nicht-atemsynchroner Bewegung der Nasenflü-

Zeichenerklärung: **<** = Verschlimmerung (durch), **>** = Besserung (durch)

gel; gelbgrüner wundmachender Schleim; Rasseln auf der Brust; heftiger Husten, besonders nachts.

▶ Verdauungsorgane: Leber schmerzhaft vergrößert; periodisch auftretende Koliken (siehe Modalitäten), besonders nachmittags bei aufgetriebenem Leib, Rumoren in den Därmen; nach Absetzen festen Kotes weiteres Drängen; Afterkrampf.

▶ Harnorgane: Vermehrter vergeblicher Harndrang; Schmerzen beim Harnlassen und danach; vermehrt Harn; zeitweise dunkelrotes Sediment; Harnsteine.

▶ Bewegungsapparat: Chronisch rheumatisches Leiden; unwillkürliches Schütteln der Beine; Schwellung der Gliedmaßen und deren Lymphknoten; Störung der Blutzirkulation; kalte Gliedmaßen.

▶ Haut, Schleimhäute: Welke, blasse Haut; ikterische Schleimhäute.

Dosierung

D2, D4, D6 und höher

Indikationen

Schlechte Futterverwertung, Anschoppungskolik; Verstopfung mit blutigem, schmerzhaftem Harnabsatz; Dummkoller mit Drang nach links; chronische Leberentzündung; chronische Lungenverschleimung; lokale Ödeme nach Druse; Skrofulose junger Tiere; flechtenartige Ausschläge; Geschwüre; Gallen; pustulöser Schlempeausschlag der Rinder mit Kolik; Brunstlosigkeit, Unduldsam gegen den Hengst.

Vergleichsmittel

– China hat Magendruck sofort nach dem Fressen.
– Magnesium carbonicum ist angezeigt bei Leberleiden, übelriechendem Harn, Verlangen nach Süßem und Gliederschmerzen.
– Mandragora zeigt venöse Stauung mit Rechtsseitigkeit.
– Nux vomica bei Magendruck 1–2 Stunden nach dem Fressen und bei unleidigen Tieren.

- Sepia hat ebenfalls die venöse Stauung, übelriechenden Harn, Glieder-schmerzen und Unduldsamkeit gegen Zwangsmaßnahmen.
- Silicea ist ängstlich.
- Sulfur zeigt eine venöse Stauung.
- Antidote: Aconit, Campher, Causticum, Chamomilla, China, Coffea, Graphites, Nux vomica, Pulsatilla.
- Lycopodium selbst wird als Antidot zu China und Mercur eingesetzt.

Mercurius bijodatus

Mercurius jodatus ruber, Hydrargyrum bijodatum, Quecksilber II-jodid

Chemie

Mercurius bijodatus ist das rote Jodid des Quecksilbers HgJ_2. Es ist ein leicht dissoziierbares Halogenanion.

Herkunft

Das Arzneimittelbild stellt eine Verbindung zweier kräftiger Arzneimittel (Quecksilber und Jod) dar und besitzt so eine große Kraft gegen Entzündungsvorgänge. Hergestellt wird es durch Trituration des Salzes.

Pharmakologie und Toxikologie

Metallisches Quecksilber wird vom Darm nicht resorbiert. Erst die kolloidale Zustandsform führt zu den bekannten Quecksilbervergiftungssymptomen, die besonders an der Maulschleimhaut und am Enddarm in Form von geschwürigen Veränderungen zu beobachten sind. Desweiteren treten bei oral aufgenommenem Hg Wirkungen auf die Niere und das ZNS auf. Bei örtlicher Anwendung auf der Haut zeigen sich Urtikaria und Erythema bis hin zu eitrigen Ekzemen mit Bläschen- und Pustelbildung (vgl. Mercurius solubilis).

Arzneimittelbild

Mercurius bijodatus besitzt eine besondere Affinität zu den drüsigen Organen, vor allem zu den Tonsillen, Lymphdrüsen und Ovarien. Außerdem ist es stark dem Hals zugeneigt und hier besonders den Schleimhäuten des Rachens, Kehlkopfes und der Nebenhöhlen, also der oberen Atemwege.

Konstitution

Die Tiere sind labil gegen Wärmeeinflüsse und können weder Kälte noch Wärme im Haus oder Stall ertragen. Sie zeigen Schwäche und Mattigkeit und sind in ihrer psychischen Reaktion „lau". Sie verkriechen sich in dunkle Ecken, sind unzufrieden, knorrig, immer auf ihre Leiden konzentriert und neigen zu Ausschlägen.

Leitsymptome

Entzündungen mit ätzenden, stinkenden Sekreten und Drüsenschwellungen in den Kopfpartien und deren drüsigen Organen; auch Schwellungen regionärer Lymphknoten (siehe Mercurius solubilis).

Organotropie

Affinität zu Tonsillen und Adnexen, sonst wie Mercurius solubilis (mit der Hauptwirkung auf Haut, Schleimhaut, Darmsystem, Lymphsystem, Drüsen und Gelenke).

Modalitäten

<	- Nasskaltes Wetter, Wärme und Kälte
	- Nachts und in der Stallwärme
	- Zugluft, Kälte und Wärme
	- Licht und Feuerschein
	- Liegen auf der rechten Seite (verursacht Schmerzen)
>	- Ungestörtsein
	- Gleichbleibende Temperatur
	- Dämmerlicht

(vgl. Mercurius solubilis)

Zeichenerklärung: < = Verschlimmerung (durch), > = Besserung (durch)

Krankheitssymptome

▶ Verhalten: Mattigkeit; morgens nach dem Erwachen schlechte Laune.

▶ Kopf: Kleine Pusteln am Kopf; Pannus und veraltete Granulation an den Augenlidern; Augen tränen und sind entzündet; Katarrh am Auge; Jucken in den Ohren; vermehrt Ohrenschmalz; Geschwulst der Parotis und der benachbarten Drüsen; nässende Flechte am Kinn.

▶ Atmungsorgane, Koryza: Sehr nasse, fließende Nase, zeigt weißlich-gelben und blutigen Ausfluss; schorfiger Ausschlag an den Nasen-flügeln; Geschwulst der Bronchialdrüsen; im Larynx purpurfarbene, entzündete Stellen mit dünnem, übelriechendem Auswurf; Husten mit wenig lockerem, weißlichem und schleimigem Sputum; Schmerzhaftigkeit in der Brust.

▶ Verdauungsorgane: Geschwollenes Zahnfleisch; Aphten an der Zunge; Maul voll Speichel; eiternde und geschwollene Tonsillen; leichter Durchfall, der schleimig und leicht blutig ist; Kolikerscheinungen mit folgendem Kotabsatz; leichter Tenesmus; alle Eingeweide sind schmerzhaft; Patient trinkt nur in kleinen Mengen und frisst gern stark Gesalzenes.

▶ Harnorgane: Häufiger Harndrang; dickflüssiger, dunkler und zum Teil blutiger Harn.

▶ Geschlechtsorgane, männlich: nächtliche Emissionen; harte, rote Geschwulste vorn an der Vorhaut, im Zentrum eine venerische Geschwulst.

▶ Bewegungsapparat: Rheumatische Schmerzen mit wechselnden Lokalisationen, zum Teil heftig; Schmerzhaftigkeit und Steifheit in der linken Vordergliedmaße, verschlimmert sich bei Bewegung; Schmerzen von Hüften bis Zehen; schwache Kniegelenke; geschwollene Füße.

▶ Haut: Kleine Fissuren und Risse; harte Papeln; entzündliche, berührungsempfindliche und leicht juckende Pusteln, die mit Schorf bedeckt sind, durch den Eiter sickern kann; syphilitische Geschwüre.

▶ Wärmeregulation: Frösteln, besonders abends; Nachtschweiße; intensive Schauder, dann fiebrig; hohes Fieber, zum Beispiel bei Grippe oder Anginen.

Zeichenerklärung: **<** = Verschlimmerung (durch), **>** = Besserung (durch)

Dosierung

Allgemein kommen die Potenzen D4–D6 zur Anwendung. Bei starken Drüsenschwellungen kann man auch die D3 anwenden (nicht niedriger als D3 dosieren). Chronisch entzündete Rachen- und Gaumenmandeln können sechs Wochen lang durch pro Tag zweimalige Gabe von D4 oder D6 behandelt werden. Bei Anwendung von Mercurius bijodatus sollte zur Vermeidung von Rückfällen ein Konstitutionsmittel der Barium- oder Calciumreihe in hoher Potenz folgen.

Indikationen

Anginen im akuten und chronischen Stadium; chronische, entzündliche Tonsillenhypertrophie; Diphtherie, z. B. bei Kälbern; Stirnhöhlenkatarrh im akuten Stadium; Erkrankungen der oberen Luftwege beim Pferd, z. B. Foetor ex ore oder maligne Sinusitis; Katzenschnupfen mit stinkendem Sekret; Granulationen der Lider; skrofulöse Ophthalmie; impetiginöse Dermatitis; akute und subakute Adnexentzündung der weiblichen Geschlechtsorgane; unspezifische Affektionen der Hoden und Ovarien; evtl. bei Kaninchensyphilis; Tubenkatarrh; herumwanderndes Rheuma; frühe Phase caniner Hepatitis.

Vergleichsmittel

– Mercurius jodatus flavus bei weniger akuten Zuständen
– Mercurius solubilis; Acidum nitricum; Aurum; Arsenicum; Argentum nitricum; Barium; Bryonia; Calcium; Calcium carbonicum; Cannabis indica; Cantharis; Carbo vegetabilis; Chelidonium; Conium maculatum; Hepar sulfuris; Kalium bichromicum; Kalium jodatum; Lycopodium; Mezereum; Nux vomica; Silicea; Sulfur; Thuja occidentalis

Mercurius solubilis Hahnemanni

Mercurius solubilis, Hydrargyrum oxydulatum nitrico-ammoniatum

Geschichte

Hahnemann brachte das metallische Quecksilber durch Verreibung in den kolloidalen Zustand, um es für seine Zwecke nutzbar zu machen. Da er von kolloidalen Zustandsformen noch nichts wissen konnte, hielt er seine Präparate für echte Lösungen und nannte das Arzneimittel Mercurius solubilis.

Inhaltsstoffe

Gemisch, das im wesentlichen Mercuroamidonitrat = $DH_2Hg_2NO_3$, metallisches Hg und Quecksilber(I)oxid Hg_2O enthält.

Pharmakologie und Toxikologie

Metallisches Quecksilber wird vom Darm nicht resorbiert. Erst die kolloidale Zustandsform führt zu den bekannten Quecksilbervergiftungssymptomen, die besonders an der Maulschleimhaut und am Enddarm in Form von geschwürigen Veränderungen zu beobachten sind. Desweiteren treten bei oral aufgenommenem Hg Wirkungen auf die Niere und das ZNS auf. Bei örtlicher Anwendung auf der Haut zeigen sich Urtikaria und Erythema bis hin zu eitrigen Ekzemen mit Bläschen- und Pustelbildung.

Arzneimittelbild

Mercurius solubilis wirkt auf alle vegetativen Organe. Es ist bei akuten Vergiftungserscheinungen und bei großer Schwäche sowie Kräfteverlust indiziert.

Leitsymptome

Alle Lymphknoten und Drüsen neigen zu Schwellungen und eitrigen Entzündungen. Alle Absonderungen sind zuerst ätzend und scharf, später schleimig und mild. Übler Geruch aus dem Maul und reichlicher Speichelfluss; die Zunge ist dick, weiß und geschwollen, zeigt die Abdrücke der Zähne; das Tier zeigt Zittern und Zwangsbewegungen; Katarrhneigung.

Modalitäten

<	- Nasskaltes Wetter, Wärme und Kälte - Nachts und in der Stallwärme - Zugluft, Kälte und Wärme - Licht und Feuerschein - Liegen auf der rechten Seite (verursacht Schmerzen)
>	- Ungestörtsein - Gleichbleibende Temperatur - Dämmerlicht

Krankheitssymptome

► Verhalten: Angst, Unruhe, Gereiztheit, Aggressivität.

► Kopf: Drüsenschwellung; Augenlider geschwollen, schleimig – eitrige Hornhautentzündung; die Nase ist entzündet und durch Schwellung verstopft; die Ohren sind entzündet, Schwerhörigkeit.

► Verdauungsorgane: Die Ohrspeicheldrüsen und Sublingualdrüsen sind geschwollen; die Zunge ist dick, weiß, belegt, geschwollen und zeigt Zahnabdrücke; Schluckbeschwerden; fortgesetztes Schlingen wegen starken Speichelflusses; Gingivitis mit starker Blutungsneigung; Nahrungsabneigung und starker Durst trotz feuchten Maules; nimmt nur kalte Nahrung an; ruhrartiger blutig-schleimiger oder grüner Kot, starke Tenesmen, viele kleine, grünliche Entleerungen; Stuhlverstopfung mit Entleerungsdrang; der After ist gereizt durch

Zeichenerklärung: < = Verschlimmerung (durch), > = Besserung (durch)

scharfen Kot; nach der Defäkation scheint das Tier zu frösteln; der Leib ist aufgetrieben und hart.

▶ Das ganze lymphatische System neigt zur Überreaktion und Anschwellung.

▶ Harnorgane: Entzündungen am Urogenitalsystem, äußerlich mit Bläschen; häufiger Urindrang; Urin trüb und brennend, eiweißhaltig; nachts oft tropfenweise mit blutig-eitrigem Schleim; Schwellung der Harnröhrenmündung.

▶ Geschlechtsorgane, weiblich: Scharfer Fluor; Anschwellung der Milchdrüsen, Mastitis.
Geschlechtsorgane, männlich: Grünlicher, eitriger Ausfluss aus der Harnröhre mit Verlust der Erregbarkeit.

▶ Bewegungsapparat: Spasmen; Tremor; Schmerzen in den Gelenken.

▶ Haut: Entzündungen in allen Formen; stark juckende Ausschläge mit Haarausfall; weiße und gelbliche Schweiße, stinkend mit gelber Kruste; Ekzem mit übelriechender eitriger Absonderung.

▶ Wärmeregulation: Die Tiere sind kälteempfindlich und zittern bei der geringsten Abkühlung; sie werden schwer wieder warm, trotz Zuführung von äußerlicher Wärme; kalte Nahrung wird eher angekommen als warme.

Dosierung

Gebräuchlich sind die tiefen bis mittleren Potenzen D6–D12; bei drohender Eiterung empfiehlt Mezger, nicht unter D12 zu gehen, da ansonsten die Eiterung beschleunigt wird. Bei chronischen Erkrankungen sind auch höhere Potenzen gebräuchlich.

Indikationen

Schleimhautentzündungen der Maulhöhle und des Verdauungskanals. Akute und chronische Entzündungen des gesamten lymphatischen Apparates.

Vergleichsmittel

- Aethiops antimonialis: Der Spießglanzmohr, ein Gemenge aus HgS und Antimonsulfid, nach Wolter ein gutes Mittel bei geschwürigen Veränderungen, die sich durch den gesamten Verdauungskanal ziehen (Labmagengeschwüre der Kälber mit geschwürigen Veränderungen der Maulschleimhaut)
- Cinnabaris: HgS besitzt eine starke Affinität zu den oberen Luftwegen, wo es bei trockenen Katarrhen indiziert ist.
- Mercurius sublimatus corrosivus: $HgCl_2$ besitzt eine größere Giftigkeit und zeigt verschärfte Schleimhautsymptome mit vermehrter Geschwürbildung. Demnach wird es bei blutigen und ruhrartigen Durchfällen mit Entzündung und Ulzerierung im Enddarm bevorzugt (Mezger).

Naja tripudians

Naja naja, Brillenschlange, Kobra

Geschichte

Die Arzneimittelprüfungen mit Naja tripudians wurden in Indien um 1850 durch Russel, Stokes und Majumdar durchgeführt. Es wurden jedoch fast nur toxische Dosen verabreicht, so dass die Prüfungen, verglichen mit denen von Lachesis, wenig ergiebig sind.

Zoologie

Das Naja-Gift ist das Gift der indischen Kobra (Brillenschlange), Naja tripudians, aus der Familie der Elapidae.

Herkunft

Indien, Südostasien.

Verwendete Teile

Das in den Giftdrüsen befindliche Sekret.

Inhaltsstoffe

Neurotoxische Komponente; hämolytische Komponente; Acetylcholinesterase (curariformer Effekt auf die Atemmuskulatur); Cardiotoxin.

Pharmakologie und Toxikologie

Die Giftdrüsen der Schlangen sind umgewandelte Speicheldrüsen, die nicht die Aufgabe haben, die Beute zu töten oder unbeweglich zu machen, sondern sie zu verdauen.
Die Giftwirkung tritt auch erst nach Stunden ein. Die neurotoxische Komponente wirkt besonders auf die autonomen Zentren des verlängerten Marks. Auf einen eventuellen hämolysierenden Anteil wird hinge-

wiesen. Acetylcholinesterase ist wichtig für die neuromuskuläre Wirkung, besonders für den curariformen Effekt auf die Atemmuskulatur. Cardiotoxin hat eine Affinität zum Herzen, wo es lähmend auf die Erregung wirkt.

Beim Biss der Kobra werden folgende Erscheinungen beobachtet:
- Scharfer Schmerz an der Bissstelle.
- Anschwellung der betroffenen Gliedmaßen.
- Blutungen unter der Haut (Ekchymosen).
- Nekrotische Geschwüre (bis zur Gangränbildung).
- Taubheitsgefühl in der betroffenden Gliedmaße.
- Mattigkeit, Benommenheit, Verwirrung, Bewusstseinsverlust bis zum Koma (in manchen Fällen bleibt aber das Bewusstsein bis zum Tod erhalten).
- Motorische Lähmung der Glieder, Ptosis der Augenlider, Schluck- und Sprechstörungen.
- Beschleunigte, arhythmische Herztätigkeit.
- Schwacher, fadenförmiger Puls.
- Tod durch Atemlähmung.

Arzneimittelbild

Leitsymptome

Die Tiere sind nach kurzer Belastung erschöpft, kurzatmig und unfähig zu jeder weiteren Bewegung. Typisch ist auch die Berührungsempfindlichkeit des Halses (vgl. Lachesis).

Modalitäten

<	- Morgens
	- Schlaf (ähnlich wie bei Lachesis)
	- Bewegung im engen Raum
>	- Frische Luft und Bewegung im Freien

Zeichenerklärung: < = Verschlimmerung (durch), > = Besserung (durch)

Krankheitssymptome

- ▶ Verhalten: Die Tiere ziehen sich zurück und wollen nicht angesprochen werden; in diesem Zustand sind sie entweder sehr nervös und erregt oder sehr ruhig und matt.
- ▶ Kopf, Hals: Schluckbeschwerden, (linke) Mandel entzündet und schmerzhaft.
- ▶ Atmungsorgane: Trockener Reizhusten, kurzatmig.
- ▶ Herz und Kreislauf: Deutlich sichtbares Pulsieren der Carotiden, Herzklopfen im Raum wahrnehmbar, aber schwacher, beschleunigter und kaum fühlbarer Puls.
- ▶ Verdauungsorgane: Schluckbeschwerden infolge Speiseröhrenkrampf; Übelkeit und Brechreiz; Durchfall (grünlich oder tonfarben und schleimig); abwechselnd hungrig und appetitlos.
- ▶ Harnorgane: Häufiger Harndrang, aber spärlicher, schmerzlicher Harnabgang; Hämaturie.
- ▶ Geschlechtsorgane, weiblich (Milchdrüse): Steigerung der Milchsekretion in den ersten Krankheitstagen, danach Verminderung.
- ▶ Bewegungsapparat: Schwäche.
- ▶ Wärmeregulation: Frösteln und Hitzewallungen.

Dosierung

D8–D30; niedrige Potenzen bis D6 müssen wegen des Proteincharakters des Schlangengiftes mit Milchzucker hergestellt werden.

Indikationen

Arrhythmien; Tachykardie; Kollapszustände durch Blutdruckschwankung; Myokarditis; Klappenfehler als Folge einer Endokarditis; (Rechts-) Herzinsuffiziens; chronische Herzleiden, infolge von septischen Prozessen; Hyperthyreose.
Naja kann keine Dekompensation größeren Ausmaßes beseitigen (Aszites, schwere Ödeme etc.), kommt aber bei der drohenden Dekompensation sehr wohl in Frage.

Vergleichsmittel

Aconitum; Aurum; Cactus; Crotalus; Glonoinum; Kalmia; Kalium carbonicum; Lachesis; Latrodectus; Spigelia

Natrium chloratum

Natrium muriaticum, Natriumchlorid, Kochsalz

Chemie

Verbindung aus dem Alkalimetall Natrium und dem Halogen Chlor.

Herkunft

Meerwasser, Salzlager.

Pharmakologie und Toxikologie

Eine Kochsalzvergiftung äußert sich in Exzitation, Zittern, Taumeln, Schwanken, trockener Maulschleimhaut, erhöhter Herz- und Atemfrequenz.

Arzneimittelbild

Kochsalz bewirkt eine Intensivierung des Stoffwechsels.

Konstitution

Astheniker mit Hyperthyreose, aber auch bei einem aufgedunsenen, ödematösen Erscheinungsbild.

Leitsymptome

Abmagerung trotz guten Appetits von vorn nach hinten; fahle Hautfarbe; großes Verlangen nach Salz; großer Durst; Überempfindlichkeit gegen äußere Reize; trockene Schleimhäute, u. a. des Verdauungskanals.

156

Modalitäten

<	- Kälte und nasskaltes Wetter, auch extreme Wärme, besonders Sommerhitze - Vom Frühjahr zum Herbst - Frühmorgens und vormittags gegen 11 Uhr - Nach dem Essen - An der See - Körperliche oder geistige Anstrengung, Ärger - Husten verschlimmert sich beim Betreten warmer Räume
>	- Warmes, trockenes Wetter - Nachmittags und abends - Hinlegen - Gegendruck im Kreuz

Krankheitssymptome

▶ Verhalten: Abweisend, depressiv oder ängstlich, verträgt Zuspruch nicht, kann dann sehr wütend werden, kann über Kleinigkeiten sehr zornig, dann auch aggressiv werden; arbeitsunwillig; tagsüber müde und schläfrig, nachts unruhig, schlechter Schlaf; Stimmungswechsel von himmelhochjauchzend zu Tode betrübt; kann seelische Erlebnisse schlecht überwinden; kann in Gegenwart anderer keinen Harn lassen.

▶ Kopf: Kopfschmerz, der sich durch Hinlegen oder nachmittags bessert; scharfer Tränenfluss, entzündete Lidränder.

▶ Atmungsorgane: Trockene Schleimhäute, mühsamer Husten, v. a. morgens, beim Husten spritzt Harn weg; Kurzatmigkeit, chronische Bronchitis, Emphysem; auch wässrig-ätzender Nasenausfluss möglich.

▶ Herz und Kreislauf: Erhöhte Herzfrequenz mit schwachem Puls; aussetzende Herztätigkeit; leichtes Schwitzen, Herzklopfen, verschlimmert sich beim Liegen auf der linken Körperseite; Bewegung führt zu starker Kreislaufbeschleunigung.

Zeichenerklärung: < = Verschlimmerung (durch), > = Besserung (durch)

▶ Verdauungsorgane: Ekzem (Herpes) an den Lippen; „Landkarten-zunge"; entweder vermehrte Speichel- und Magensaftsekretion oder trocken-pappige Maulschleimhaut, auf jeden Fall großer Durst; Verstopfung aufgrund der trockenen Schleimhaut mit bröckeligem Kot, schmerzhafter Kotabsatz, After eingerissen und blutend, Durchfälle können aber auch vorkommen; guter Appetit, v. a. auf Salziges, Abneigung gegen Fett und Schwarzbrot; Schwitzen beim Essen.

▶ Harnorgane: Brennen in der Harnröhre, v. a. beim Wasserlassen; gelblich-eitrige Absonderung.

▶ Geschlechtsorgane, weiblich: Verminderter Trieb; hypophysär-ovarielle Insuffizienz; trockene Scheidenschleimhaut.
Geschlechtsorgane, männlich: Verminderter Trieb bis hin zur Abneigung; Rückenschmerz nach dem Decken.

▶ Bewegungsapparat: Schmerz aller Muskeln bei Bewegung, besonders der Rückenmuskulatur; Druck wird als angenehm empfunden.

▶ Haut: Blass, grau, welk, trocken oder fettig; am ganzen Körper schmerzhaft; juckende Ekzeme, v. a. an sich reibenden Hautpartien (z. B. Ellbogen), an den Streckseiten der Glieder und am Übergang zur Schleimhaut; Ekzem hinter den Ohren.

▶ Wärmeregulation: Frieren, Frösteln, große Erkältungsneigung; kalte Extremitäten, Vorderfüße heiß und feucht; nächtliches Schwitzen; Mangel an Lebenswärme.

Dosierung

D12, D30 (und höher bei Verhaltensstörungen), D3 bei Obstipation; auch C-Potenzen gebräuchlich.

Indikationen

Obstipation (D3); Bronchitis und fieberhafte grippale Infekte, v. a. im Sommer; Ekzeme; leichtes Schwitzen als Vorbote einer Herzschwäche; Abmagerung bei gutem Appetit; bei seelisch bedingten Störungen, die dem NaCl-Bild entsprechen.

Vergleichsmittel

- Jodum, Hedera: Abmagerung trotz Appetit
- Lycopodium: Abmagerung von vorn nach hinten
- Sepia, Ignatia: Psychische Gereiztheit
- Arsenicum album, Apis, Rhus toxicodendron: Lippenekzem
- Arsenicum album, Taraxum, Nux vomica: Landkartenzunge
- Kalium bichromicum, Silicea: Gefühl eines Haares auf der Zunge
- Sepia: Rückenschmerzen mit dem Bedürfnis nach Gegendruck
- Causticum, Pulsatilla, Kalium carbonicum: Harnen beim Husten
- Bryonia, Hedera: Husten schlimmer beim Betreten warmer Räume
- Bryonia: Durst
- Jodum, Lachesis, Natrium carbonicum: Verschlimmerung im Frühjahr
- Hedera, Jodum, Lachesis, Nux vomica: Verschlimmerung morgens
- Sulfur: Verschlimmerung um 11 Uhr
- Hedera, Jodum, Lachesis: Verschlimmerung durch Sonne, Hitze

Nux vomica

Strychnos nux vomica, Brechnuss, Krähenauge

Geschichte

Die Samen der Brechnuss sind seit dem 15. Jahrhundert bekannt und wurden zunächst zum Vergiften von Tieren verwendet. 1540 wurde Nux vomica von Valerius Cordes beschrieben.

Botanik

Die Brechnuss ist ein 10–13 Meter hoher, doldenartiger Baum, der zur Familie der Longaniaceaen gehört. Die Frucht des Baumes ist etwa apfelsinengroß und enthält die scheibenförmigen Samen.

Herkunft

Tropisches Indien bis Westaustralien; kultiviert auf dem malayischen Archipel und in Westafrika.

Verwendete Teile

Die reifen getrockneten Samen.

Inhaltsstoffe

Die Samen enthalten mehrere Alkaloide und Glykoside, wobei der Alkaloidgehalt zwischen 0,5 und 5 % beträgt. Die beiden wichtigsten Alkaloide sind Strychnin und Brucin, daneben noch Pseudostrychnin, Colubrin, Vomicin u. a.

Pharmakologie und Toxikologie

Die Hauptwirkung von Nux vomica geht vom Strychnin aus, dessen Angriffspunkt im zentralen Nervensystem, besonders im Rückenmark, liegt. Die postsynaptische Hemmung, u. a. auch die Hemmung durch die Renshaw-Zellen (Schaltneurone), wird beseitigt.

Nach Einnahme des Giftes kommt es je nach Beschaffenheit des Präparates und Füllungszustand des Magens innerhalb von wenigen Minuten oder erst nach Stunden zunächst zu Unruhe und Schreckhaftigkeit, dann zu Zuckungen in verschiedenen Muskelgruppen und erschwerter Atmung. Durch äußere Reize („Reflexkrampfgift") bricht „wie durch einen elektrischen Schlag" der typische Tetanus aus, bei dem alle Skelettmuskeln in eine tonische Kontraktion übergehen; die Atmung hört auf, Venen und Augen treten hervor. Nach einigen Sekunden oder Minuten ist der Anfall vorbei und die Muskeln erschlaffen. Nach kurzer Zeit erzeugt ein äußerer Reiz aber den nächsten Anfall und nach 3–5 Attacken dieser Art tritt der Tod, meist durch Atemlähmung, ein.

Strychnin wird unverändert mit dem Urin ausgeschieden, kumuliert aber nach Zufuhr über längere Zeit (Speicherwirkung in der Leber).

Arzneimittelbild

Hervorragendes Heilmittel für viele Beschwerden des modernen Lebens bei Mensch und Tier.

Konstitution

„Nervöses Temperament". Die für Nux vomica geeigneten Tiere haben ein feuriges, hitziges Temperament oder ein tückisches, boshaftes Gemüt; sie sind sehr reizbar. Nux vomica ist ein Typenmittel für Kühe bei vornehmlicher Stallhaltung. Es hat die intensivste Wirkung dort, wo durch Stress, unphysiologische Haltung oder massive Schädigung das Organsystem des Tieres angegriffen wird.

Leitsymptome

„Reizmagen"; Überempfindlichkeit gegenüber Geräuschen und Licht; eingeschränkte Beweglichkeit; Atmung beeinträchtigt; Puls verstärkt; charakteristische Tetanusstellung (Sägebock); Zittern der Glieder und des

Rumpfes bei steifem Gang und spastischer Bewegung der Glieder; Bewegungsarmut; Spasmen der Hohlorgane.

Organotropie

Magen-Darm-Trakt; Leber; Bewegungsapparat.

Modalitäten

<	- Morgens - Kaltes, trockenes Wetter - Nach dem Essen
>	- Abends - Starker Druck - Feuchtes Wetter - Nach kurzem Schlaf

Krankheitssymptome

▶ Verhalten: Lebhaft, nervös, reizbar; empfindlich gegenüber äußeren (optischen oder akustischen) Reizen; Pferde zeigen Symptome der Unruhe durch die Schmerzen, während Kühe weniger heftig reagieren.

▶ Kopf: Belegte Zunge; übler Maulgeruch.

▶ Atmungsorgane: Verstärkte Atmung durch Reizung des Atemzentrums; Neigung zu Erkältungen mit Nasenausfluss; empfindlich gegen kalte Luft; scharriger, rauer und trockener Husten.

▶ Herz und Kreislauf: Steigerung des Blutdruckes und Pulsverlangsamung durch Vagusreizung; Hervortreten der Venen und der Augen.

▶ Verdauungsorgane: Besonders nach dem Fressen (meist nach ein bis zwei Stunden) aufgetriebener Leib; häufiges Würgen bis zum Erbrechen von Futter, Schleim oder Galle; Bauchschmerzen; Koliken im Magen-Darm-Bereich nach Futterumstellung, z. B. Graskoliken im

Zeichenerklärung: < = Verschlimmerung (durch), > = Besserung (durch)

Frühjahr; Verstopfung mit häufigem, aber vergeblichem Drang zum Kotabsatz ebenso wie Durchfall.

▶ Bewegungsapparat: Schmerzhafte Muskeln und Gelenke; Altersrheumatismus; Bandscheibenschäden; verkrampfte und berührungsempfindliche Rückenmuskulatur besonders im Lendenbereich.

Dosierung

D4 oder D6 bei Gastritiden mit Erbrechen (ohne Durst); höhere Potenzen (D12–D30) bei Verstopfung mit vergeblichem Stuhldrang; Arzneigabe abends, wegen der erhöhten Reaktionsbereitschaft des Nux vomica-Patienten am Abend, oder sofort im akuten Anfall.

Bei Teckellähme alle zwei Stunden eine Tablette D6, auch nach Abklingen der Symptome muss das Präparat noch mehrere Wochen weiter gegeben werden. Zusätzlich wird eine Konstitutionsbehandlung durchgeführt.

Indikationen

Gastritis (ohne Durst); Bandscheibenschäden; Dackellähme; Typenmittel für Kühe (Verdauungsstörung mit Lebererkrankungen); Pansenüberladung; Diarrhoe; Koliken beim Pferd; Vorbeuge und Behandlung von Stress durch Umstallung, Futterumstellung bei Schweinen; plötzliche Bewegungsschwäche alter Hunde; zur Entgiftung nach der Aufnahme toxisch wirkender Arzneimittel oder belasteter Futtermittel (auch: Arsenicum album, Okoubaka); Anfangsstadium von Erkältungen.

Vergleichsmittel

– Bei Bryonia ist die Verstopfung verursacht durch Sekretionsmangel des Darmes, im Gegensatz zur Verstopfung durch unregelmäßige Darmperistaltik von Nux vomica. Demzufolge ist der Kot auch sehr hart und fest. Es besteht als wichtigstes Unterscheidungsmerkmal kein Drang zum Kotabsatz.

- Chamomilla, Ignatia oder Staphisagria sind bei nervösem Temperament angezeigt.
- Ignatia enthält auch die Alkaloide Strychnin und Brucin, hat aber die veränderliche Gemütsstimmung im Arzneimittelbild (Gram und Kummer, Hysterie).
- Lycopodium zeigt Verstopfung mit vergeblichem Stuhldrang durch Zusammenschnüren des Afters, Opium Verstopfung durch Untätigkeit des Darmes.
- Bei Mercurius bestehen noch lange nach dem Kotabsatz Schmerz und Tenesmen.
- Neben Nux vomica ist auch Rhus toxicodendron das AM für den überforderten, ruhelosen Menschen unserer Zeit, parallel zum Tier auch bezüglich der Fehlernährung.
- Sulfur ist komplementär zu Nux vomica und ergänzt häufig die verbleibenden Symptome; beide haben eine Beziehung zum Gefäßsystem.

Zeichenerklärung: **<** = Verschlimmerung (durch), **>** = Besserung (durch)

Pareira brava

Chondrodendron tomentosum, Grießwurz

Geschichte

Im 17. Jahrhundert lernten portugie-
sische Missionare die Verwendung
der Pflanze bei Steinleiden kennen.
Über Portugal und Frankreich kam
die Droge nach Deutschland. Sie
wurde eingesetzt bei Erkrankungen
der Harnwege, besonders Harnstein-
leiden, bei Prostatahypertrophie,
aber auch bei Gelbsucht.

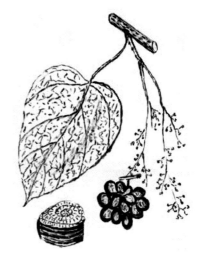

Botanik

Pareira brava ist aus der Familie der
Menispermaceae. Der Name Chond-
rodendron tomentosum setzt sich aus Chondro = kleines Korn, dendron = Baum und tomentosus = filzig zusammen.
Pareira brava ist ein zweihäusiger Kletterstrauch mit brauner, bis zu 6 cm
dicker Wurzel. Die Stängel werden bis zu 10 cm dick mit rauer Rinde.
Die bis zu 30 cm langen Blätter sind herzförmig, ledrig, mit grüner, flau-
miger Oberseite und grauer, filzig behaarter Unterseite (Name). Die ris-
penartigen Blüten sind unscheinbar und werden bis 25 cm lang. Die
Steinfrüchte sind etwa 2,5 cm lang, eiförmig, purpurschwarz mit glatter
Oberfläche. Bis zu 6 dieser Einzelfrüchte sind traubenartig gruppiert.

Herkunft

Mittel- und Südamerika; laut Madaus in Brasilien beheimatet, laut Leeser
nicht.

Zeichenerklärung: **<** = Verschlimmerung (durch), **>** = Besserung (durch)

Verwendete Teile

Getrocknete Wurzel.

Inhaltsstoffe

Alkaloide, d-Chondrocurin, l-Curin = Berberin, d-Isochondrodendrin, d-Tubocurain.

Pharmakologie

Die Alkaloide haben eine krampflösende Wirkung auf die glatte Muskulatur.

Arzneimittelbild

Es liegt keine Arzneimittelprüfung von Pareira brava vor. Ihre Verwendung entspricht dem volksmedizinischen Gebrauch.

Leitsymptome

Die erkrankten Nieren sind extrem schmerzhaft; Ausdehnungsgefühl.

Organotropie

Nieren und übrige Harnorgane; Prostata; ableitende Harnwege.

Krankheitssymptome

▶ Harnorgane: Ständiger Harndrang mit Unvermögen, Harn zu lassen; Harn tropfenweise, dick, schleimig, blutig, dunkel, ammoniakalisch; kolikartige, stark schießende Schmerzen, die in die Oberschenkel ausstrahlen.
▶ Geschlechtsorgane, männlich: Prostatahypertrophie.

Dosierung

D1–D3, D4–D12

Indikationen

Als Diuretikum bei Harnwegserkrankungen, v. a. bei Harngrieß oder - steinbildung (organotroper Bezug), aber auch bei entzündlichen Erkrankungen.

Vergleichsmittel

- Cantharis: Harnzwang
- Sabal serrulatum: Prostataleiden, in die Gliedmaßen ausstrahlende Schmerzen
- Berberis: Harn mehr gelblich mit Bodensatz, Schmerzen mehr im Rücken lokalisiert
- Colocynthis, Equisetum: Ständiger Harndrang
- Chimaphila; Petroselinum

Petroleum rectificatum

Petroleum, Steinöl, Bergöl, Erdöl

Chemie

Petroleum, Steinöl ist ein Naturprodukt, das durch langsame Zerstörung fossiler Pflanzen und Tierreste entsteht.

Herkunft

Arzneilich verwendetes Petroleum kommt aus Galizien, Siebenbürgen oder Rumänien.

Verwendete Teile

In der homöopathischen Therapie wird ein Petroleum verwendet, bei dem die niedrig siedenden Bestandteile (Benzin, Petroläther) sowie die bei gewöhnlichen Temperaturen festen Bestandteile (Paraffin, Vaselin) ausgeschaltet sind.

Inhaltsstoffe

Chemisch ist Petroleum eine Mischung von Kohlenwasserstoffen der aliphatischen Reihe und einiger Aromaten. Die Zusammensetzung ist von Quelle zu Quelle bzw. Lagerstätte zu Lagerstätte verschieden.

Pharmakologie und Toxikologie

Die Wirkung des Petroleums ist mit der anderer Kohlenwasserstoffabkömmlinge (Graphites, Kreosotum, Carbo) zu vergleichen. Die Wirkungen beziehen sich besonders auf die Haut, auf die Schleimhaut des Verdauungstraktes und auf das Nervensystem (Leeser). Vergiftungen sind nur am Arbeitsplatz (Leeser) beobachtet worden, wobei Schwäche,

Schlafstörung, Müdigkeit, Zittern, Schwitzen, Impotenz, Ekzeme und bösartige Geschwüre (Paraffinkrebs) auftraten. Tierversuche fehlen.

Arzneimittelbild

Als Hauptwirkung zeigen sich erstens Ekzeme der Haut mit einer Affinität zu den Haarbalgdrüsen, während die Schweißdrüsen frei bleiben, und zweitens eine Beziehung zu Magen-Darm-Leiden mit Reizung des ganzen Verdauungstraktes.

Konstitution

Neigung zu Stoffwechselstörungen, die sich vor allem in der Haut widerspiegeln.

Leitsymptome

Ein übler Geruch des Körpers und seiner Absonderungen herrschen vor.

Organotropie

Haut; Schleimhäute; Magen-Darm-Kanal; ZNS

Modalitäten

<	- Fahren und Bewegung (Schwindel, Schwäche, Übelkeit) - Morgens und tagsüber (z. B. Durchfälle und Juckreiz der Hautausschläge) - Kalte Jahreszeit - Gewitter und Sturm - Verzehr von Kohlgemüse (Durchfälle)
>	- Nahrungsaufnahme - Trockene, warme Luft

Zeichenerklärung: < = Verschlimmerung (durch), > = Besserung (durch)

Krankheitssymptome

▶ Verhalten: Reizbarkeit aus geringstem Anlass; schwankender Gang, schlimmer durch Fahren (Fahr- bzw. Seekrankheit); kollapsähnliche Symptome: Blässe, Kälte, Schweiß; nachts unruhiger Schlaf, tagsüber schläfrig.

▶ Atmungsorgane: Eitriger Nasenausfluss; wunde, rissige Nasenöffnung; zäher Trachealschleim; Heiserkeit; trockener Husten; Rasseln in der Brust.

▶ Verdauungsorgane: Speicheln; Gastrointestinale Störungen in Form von wiederkehrender Übelkeit und Krämpfen im Magen-Darm-Trakt, die durch Essen verbessert werden; Hunger auch nachts; Morgendurchfälle.

▶ Harnorgane: Häufiger Harndrang; Harn vermehrt und scharf, säuerlich, ammoniakalisch stinkend; Harnen schmerzhaft.

▶ Bewegungsapparat: Schmerzen in allen Muskeln und Gelenken.

▶ Haut: Rau, rissig mit Ekzemen, besonders am Kopf, an den Ohrmuschelansätzen und am Scrotum; Ekzeme brennen und jucken, sie bluten nach dem Kratzen; Absonderungen haben einen üblen Geruch; Rhagaden an Maulwinkel, Nasenflügelansatz und After; Lidrandentzündungen am Übergang von Schleimhaut zu Haut; die Haut hat eine schlechte Heiltendenz und neigt zu Eiterungen; Frostbeulen.

▶ Wärmeregulation: Kälteempfindlichkeit; Schüttelfrost; kalte Gliedmaßenenden; Schweiße an den Füßen sowie Nachtschweiße.

Dosierung

D6, aber auch hohe Potenzen bei chronischen Störungen.

Indikationen

In der veterinärmedizinischen Anwendung von Petroleum kommt hauptsächlich dessen Beziehung zur Haut zur Geltung. Angewendet wird Petroleum bei chronischen Krankheiten, die in Wechselwirkung mit inneren Krankheitszuständen stehen.

Zeichenerklärung: < = Verschlimmerung (durch), > = Besserung (durch)

Außerdem: Wurmbefall; Blasenschwäche; Gelenklähme; Kreuzlähme; chronischer Durchfall bei Rindern; ödematöse Schwellung bei Fohlenlähme.

Vergleichsmittel

- Mandragora und Tabacum: Übelkeit, Erbrechen und Besserung durch Futteraufnahme
- Acidum nitricum, Alumina, Causticum, Graphites, Psorinum, Sulfur: Trocken-schrundige Ekzeme
- Graphites, Oleander, Staphisagria, Vinca, Viola tricolor: Nässende Ekzeme hinter den Ohren
- Alumina, Causticum, Psorinum, Silicea, Thuja: Hautauschläge, die im Winter schlimmer werden
- Antidote: Aconitum, Cantharis, Nux vomica, Phosphorus

Petroselinum

Petroselinum crispum, Petersilie

Botanik

Petroselinum sativum, die Petersilie, gehört zur Familie der Apicaceae (Umbelliferae), der Doldengewächse. Die zweijährige Pflanze wird bis zu 1 Meter hoch, wobei mehrere, vielfach verzweigte Stängel neben dem Hauptstängel erst im zweiten Jahr erscheinen. Ihre Wurzel ist unverzweigt spindel- bis rübenförmig. Die unbehaarten Blätter sind dunkelgrün mit glänzender Oberseite. Sie stehen dreizählig, und der Grund ist doppelt, weiter oben dann einfach gegliedert. Die Pflanze blüht mit grünlich-gelben bis rötlichen Blüten in endständigen Dolden. Die

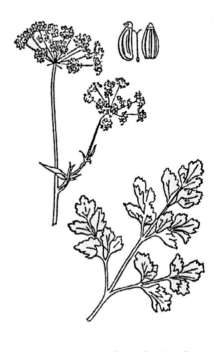

Frucht ist breiteiförmig. Charakteristisch ist der würzige Geruch sämtlicher Pflanzenteile.

Blütezeit: Juni und Juli.

Herkunft

Kleinasien, Nordafrika, Südeuropa; heute in ganz Europa kultiviert.

Verwendete Teile

Tinktur aus frischer Pflanze mit Wurzeln bei beginnender Blüte. Petroselinum e seminibus aus reifen Früchten (D1).

Zeichenerklärung: **<** = Verschlimmerung (durch), **>** = Besserung (durch)

Inhaltsstoffe

Ätherische Öle, Apiol, Myristicin, Glycosid und Apiin.

Pharmakologie und Toxikologie

Apiol ruft vaskuläre Kongestionen hervor und bewirkt eine starke Kontraktion und Tonuserhöhung der glatten Muskulatur am Darm, an den Harnwegen und am Uterus. Petroselinum wird daher als Emmenagogum eingesetzt. In höherer Dosierung wirkt es abortiv. Hohe Gaben führen zu blutiger Gastroenteritis, sowie zu ausgedehnten Blutungen, aber auch heftigen Entzündungen an anderen Schleimhäuten. Durch diesen Reiz auf die Nieren steigt die Harnmenge stark an. Daneben führt Apiol zu Leberverfettung, Hämolyse, Anurie und Herzarrhythmien. Bei männlichem Geschlecht kann es zu sexueller Erregung kommen.
Petersilienöl führt zu einer leichten zentralen Erregung, die in haschartige Rauschzustände übergeht.
Myristicin, welches auch in der Muskatnuss vorkommt, wirkt wie das Apiol, aber weniger stark.

Arzneimittelbild

Petroselinum ist ein traditionelles Mittel in der Volksmedizin. Es muss zu den sogenannten „kleinen" Mitteln gerechnet werden, bei welchen Affektionen des Harnsystems im Vordergrund stehen. Mögliche Sekundärerkrankungen z. B. des Verdauungskanals werden ebenfalls durch Petroselinum beeinflusst.

Leitsymptome

Ableitende Harnwege stehen im Vordergrund; häufiger, sehr plötzlich auftretender Harndrang; milchig-trüber Harn; Schmerzen während und nach dem Harnabsatz.

Krankheitssymptome

▶ Verdauungsorgane: Durchfall; Hepatopathie.

▶ Harnorgane: Häufiger, plötzlicher Harndrang; schmerzhafter, mit Verkrampfung einhergehender Harnabsatz; Absonderung milchiger Flüssigkeit aus der Harnröhre; Harninkontinenz bei Prostatahypertrophie oder nach Uterusoperationen; chronische Erkrankungen.

Dosierung

Empfohlen werden D1–D6. Chronische Krankheiten werden mit Hochpotenzen behandelt. Petroselinum muss über einen längeren Zeitrum verabreicht werden, da es vornehmlich histiotrop wirkt. Bei Harnverhalten D1, D2; bei Myoglobinurie D3; bei Nieren- und Harnblasenaffektionen mit sekundärer Irritation des Darmkanals D4.

Indikationen

Harnröhrenkatarrh mit Fluor; Reizblase; chronische Zystitiden (chronische Erkrankungen mit Hochpotenzen behandeln); Harninkontinenz bei Prostatahypertrophie; Harninkontinenz als Folge von Uterusoperationen; Hepatopathie; Steinleiden.
Pferd: Harnverhaltung; Myoglobinurie mit steifem Gang und Festliegen.
Rind, Hund: Nieren- und Harnblasenaffektionen mit sekundärer Irritation des Darmkanals.

Vergleichsmittel

– Cantharis, Kreosotum, Mercurius corrosivus, Populus, Sulfur: Plötzlich unwiderstehlicher Harndrang
– Causticum; Dulcamara; Equisetum; Sarsaparilla; Solidago

Zeichenerklärung: **<** = Verschlimmerung (durch), **>** = Besserung (durch)

Phosphorus

Gelber Phosphor (P)

Chemie

Phosphor steht in derselben Hauptgruppe wie Arsen, Antimon und Wismut. Es wird kein roter Phosphor verwendet, da dieser weder flüchtig noch löslich, also technisch nicht verarbeitbar ist. Phosphat hat eine ähnliche Wirkung, aber nicht so heftig wie elementarer Phosphor, entsprechend der chemischen Reaktivität.

Pharmakologie und Toxikologie

Der Phosphorstoffwechsel ist auf das engste mit dem des Calciums verknüpft: Calcium wird von Phosphor aktiviert. So entfaltet er nicht nur seine Wirkung auf die Prozesse des Knochenauf-, -um- und -abbaus, sondern auch auf die katarrhalischen Vorgänge der Haut und der Schleimhäute (z. B. Milchbildung), die durch Calcium reguliert werden.
Der Phosphor hat aber nicht nur eine Wirkung auf den Knochenbau, also den Calciumstoffwechsel, sondern auch auf den Gas-, Fett- und Eiweißstoffwechsel.
Im Vergiftungsfall werden fast alle Organe im Sinne einer fettigen Degeneration befallen: ZNS, Schilddrüse, Niere, Kapillaren, Gefäßnerven. Die Gerinnungsfähigkeit des Blutes wird ebenfalls beeinflusst.

Arzneimittelbild

Konstitution

Das Phosphor-Tier ist (meist) hochaufgeschossen, vital, hochleistungsfähig, leptosom-schlank, feingliedrig. Das Fell ist meist seidenhaarig und zart, mit wenig Pigment. Das Tier ist dünnhäutig, auch psychisch, und nadelungsempfindlich. Hinzu kommen Schreckhaftigkeit, zittrige

Schwäche und Angst (Hund, Rind und Schwein), die sich besonders bei nahendem Gewitter zeigen.

Phosphor ist ein wesentliches Typenmittel für die heutigen Zuchtrichtungen von Rind und Schwein.

Leitsymptome

Große nervöse Erregbarkeit und Schwäche des Nervensystems mit Erschöpfung und Überempfindlichkeit gegenüber äußeren Eindrücken, besonders auch gegen Sinneseindrücke der Augen, des Gehörs und des Geruchs; enorm empfindlich gegenüber Berührung; Angst beim Alleinsein, in der Dämmerung, im Dunkeln; Furcht und Verschlimmerung bei Gewittern; rascher Verbrauch der Körpersubstanz; zittrige Schwäche durch Hunger, muss oft etwas Nahrung aufnehmen (Schilddrüse!); Schwächung nach erschöpfenden Krankheiten, nach Verlust von Körpersäften; Hochleistungstiere; relativ rasche Rekonvaleszenz; Neigung zu Blutungen aus allen Organen, kleine Wunden bluten stark; Verlangen nach kaltem Wasser, das aber oft nach Erwärmung im Magen wieder erbrochen wird; fühlt sich besonders wohl im kalten Wasser.

Modalitäten

<	- Starke Sinneseindrücke - Körperliche Anstrengung - Alleinsein - Kalte Luft und Witterungswechsel, Gewitter
>	- Ruhe und Schlaf, auch wenn er kurz ist

Krankheitssymptome

▶ Verhalten: Tagesschläfrigkeit – nächtliche Unruhe; beim Aufrichten kurzfristiges Taumeln; Empfindlichkeit gegenüber Licht und Geräuschen.

▶ Kopf: Erweiterung der Pupillen; Sehschwäche nach Überanstrengung (siehe auch Ruta).

▶ Atmungsorgane: Schleimhaut des Nasentraktes geschwollen, geschwürig verändert; Nasenausfluss, Nasenbluten; Husten hohl und trocken, erneuert sich bei Kälte, beim Fressen und Trinken; wenig Auswurf: zähschleimig, blutstreifig, rotfarben; kurzer, mühsamer Atem.

▶ Herz und Kreislauf: Gefäßerregung, Pulsieren und Wallungen bei den geringsten Anlässen/Ursachen.

▶ Kopf und Rachen: Zunge trocken, glatt und weiß oder braun belegt, mit vortretenden roten Papillen; das Zahnfleisch blutet leicht und setzt sich von den Zähnen ab; die Zähne sitzen locker und fallen aus; der Unterkiefer ist geschwollen – Kiefernekrose, ausgehend von den kranken Zähnen; das Schlucken ist schmerzhaft, der Rachen trocken und wund.

▶ Verdauungsorgane: Verlangen nach kaltem Wasser in großen Mengen, das jedoch nach Erwärmung im Magen wieder erbrochen wird; Appetitlosigkeit oder Heißhunger mit zittriger Schwäche, erwacht auch nachts mit Hunger; Appetit auf herzhaftes und saures Futter; Abneigung gegen warme Milch; liebt Speiseeis (Hunde); Leib hart und gespannt; Abgang vieler Blähungen; Verstopfung; „Bleistiftstühle"; Durchfall schmerzlos, aber mit folgender Schwäche, schleimig, wie Froschlaich, grün und grau, blutig; Fettstühle; der Kot geht oft unwillkürlich ab; Leber- und Milzschwellung, Gelbsucht.

▶ Harnorgane: Häufiger und übelriechender Harnabgang, besonders nachts; eiweißhaltig, mit Blut, Zylindern und Gallenfarbstoff; unwillkürlicher Harnabgang.

▶ Bewegungsapparat: Die Dornfortsätze der Rückenwirbel zwischen den Schulterblättern und die Muskulatur neben der Wirbelsäule sind hochgradig druckempfindlich; außerordentlich empfindlich gegen leichte Berührung am ganzen Körper.

▶ Haut: Petechien der Haut; purpurartiges Exanthem über dem ganzen Körper; juckende, schorfige, aufspringende und sich abschälende Haut; Ödem der Lider und Lippen; Nachtschweiße; Bildung von Urtikaria, Pickeln, Papeln, Bläschen, Furunkeln; Hochempfindlich gegen Injektionen (Nadelung).

Dosierung

In akuten Fällen meist D6–D12; in chronischen Fällen sind Hochpotenzen in einzelnen Gaben vorzuziehen, während bei akuten Fällen die Wiederholung 2–3x stündlich vorgenommen werden kann.
Verreibungen können nicht hergestellt werden, da der Phosphor dabei oxidiert.

Vergleichsmittel

Acidum phosphoricum; Argentum nitricum; Calcium phosphoricum; Jodum

Plumbum metallicum

Metallisches Blei

Geschichte

Bleivergiftungen (Saturnismus) sind schon im Altertum bekannt gewesen. Die Verwendung von bleihaltigen Medikamenten führte häufig zu Sterilität und fortschreitenden Lähmungserscheinungen.

Herkunft

In der Natur kommt Blei vor allem als Galenit (Bleiglanz) vor. Wegen seiner leichten Schmelzbarkeit gehört Blei zu den ältesten genutzten Metallen.

Pharmakologie und Toxikologie

Im Organismus hat Blei hauptsächlich drei Angriffsorte:
- Die glatte Muskulatur: Die Blockade der Zellatmung führt zur Sklerosierung der Gefäße (Bleiblässe, Bleikolik).
- Das hämatopoetische System: Blei hemmt den Eiseneinbau in das Hämoglobin (Bleianämie, Bleiablagerung am Zahnfleischsaum).
- Das ZNS: Anfängliche Missempfindungen, Neuralgien oder Bewegungsstörungen führen schließlich zu irreversiblen Lähmungen (Enzephalopathia saturnia, Lähmung des Nervus opticus und Nervus radialis).

Vergiftungsquellen, die auch heute noch zu chronischem Saturnismus führen können, sind bleihaltige Farben (Mennige, Bleiweiß), bleihaltige Wasserleitungen, Trinkgefäße, industrielle Bleidämpfe, Tetraäthylenblei (Antiklopfmittel in Treibstoffen).
Therapeutisch wird Blei nur noch in der Homöopathie verwendet als Plumbum metallicum, Plumbum aceticum und Plumbum jodatum.

Zeichenerklärung: < = Verschlimmerung (durch), > = Besserung (durch)

Arzneimittelbild

Konstitution

Kennzeichnend für Plumbum-Patienten ist die Abmagerung mit einhergehender Atropie der Muskulatur sowie die Schwäche und die fahle, kalte Haut.

Leitsymptome

Langsam, fast schleichend sich entwickelnde Krankheitsprozesse (chronisch); Krampfhaftigkeit (mit folgender Lähmung und Atrophie); Absterben der Endgliedmaßen; Mittelbauchkolik mit Verstopfung und Erbrechen (typisch kahnförmig eingezogene Bauchdecke); Nabelkrampf; Afterkrampf; Blasentenesmen; blasses, fahlgraues Aussehen.

Organotropie

Wirkung auf glatte Muskulatur, ZNS und peripheres Nervensystem, Gefäßsystem, Magen-Darm-Kanal, ableitende Harnwege und blutbildendes System.

Modalitäten

<	- Leichte Berührung - Bewegung - Nachts
>	- Fester Druck und Zusammenkrümmen - Liegen auf dem Bauch - Strecken der Glieder

Krankheitssymptome

▶ Verhalten: Langsame Auffassungsgabe; gedrückte, niedergeschlagene „Stimmung"; apathisches Verhalten (je apathischer der Plumbum-Patient, desto reizbarer, bis hin zur Selbstzerstörung, reagiert

Zeichenerklärung: < = Verschlimmerung (durch), > = Besserung (durch)

er; dieser aggressiven Phase folgt häufig das Stadium der depressiven Angst).

▶ Kopf: Gesenkte Haltung des Kopfes („Bleischwere des Kopfes"); Ausfallen der Haare; gelbliche Skleren; vorübergehende oder fortschreitende Erblindung.

▶ Atmungsorgane: Krampfhusten mit Atemschwierigkeiten; schleimig-eitriger Auswurf; Angina; Lungenbluten.

▶ Herz und Kreislauf: Typisch harter Puls; Herzklopfen in Linksseitenlage; Blutandrang zum Herzen bei körperlicher Beanspruchung mit Angst und Beklemmung (Unruhe).

▶ Verdauungsorgane: Maulgeruch (übel, süßlich); Entzündungen der Maulschleimhäute; Ohrspeicheldrüsen geschwollen; Mittelbauchkoliken (Bauchdecke hart und kahnförmig eingezogen); spastische Obstipation; schwarzer, knolliger Kot; Afterspasmen.

▶ Harnorgane: Blasenspasmen (häufiger Harndrang, entleert sich aber nur träufelnd); verringerte Harnmenge, bis hin zur Anurie (24 h und mehr); chronische Nephritis; Neigung zur Urämie; dunkler Harn.

▶ Geschlechtsorgane, weiblich: Zyklusanomalien, Sterilität, Aborte und Totgeburten, Vaginismus, schmerzhafte Milchdrüsen.
Geschlechtsorgane, männlich: Sterilität, Impotenz, Orchitis und Hodenatrophie, Hodenschmerzen und Schwellungen.

▶ Bewegungsapparat: Muskelkrämpfe; Neigung zur Muskelatrophie; intermittierendes Lahmen oder Hinken; Parese oder Paralysen mit anfallsweise auftretenden Schmerzen.

▶ Haut: Welke, trockene, unelastische Haut von schmutzig-gelblichem Aussehen; Neigung zu Seborrhoe und Haarausfall.

▶ Wärmeregulation: Kälte und Frostigkeit überwiegen; kalte Extremitäten; stinkende Fußschweiße; Fieber mit Schweißen.

Dosierung

Nie unter D6; Dilutionen ab D8; langsame Wirkung!

Indikationen

Spastische Obstipation; Dummkoller; bei mageren, paretischen Tieren mit entsprechendem Harnbefund.

Vergleichsmittel

- Aluminia, Nux vomica, Opium, Platinum: Spastische Obstipation
- Agaricus, Zink: Krämpfe und Zuckungen
- Lachesis, Phosphor: Herzklopfen in Linksseitenlage
- Phosphor: Empfindungen der Haut
- Silicea: Stinkende Fußschweiße

Podophyllum

Podophyllum peltatum, Maiapfel, schildförmiger Entenfuß, Fußblatt, Alraun, wilde Limone

Geschichte

Bei den nordamerikanischen Indianern als Abführ- und Wurmmittel, lokal bei Schwerhörigkeit und Mückenstichen und in Indien als Drastikum verwendet.

Botanik

Familie der Sauerdorngewächse, Berberidaceae; ausdauerndes, ca. 30 cm hohes Kraut mit kriechendem Wurzelstock; blütenloser Stängel mit handförmigem Blatt; im Frühjahr ein zweiter Spross mit zwei 5–9-lappigen Blättern.
Blüte: Mai.
Frucht: Pflaumengroße, gelbe, vielsamige Beere.

Herkunft

Östliches Nordamerika; auch im Himalaya, in Indien.

Standort

In schattigen Laubwäldern; im 17. Jahrhundert in England kultiviert.

Verwendete Teile

Der frische im Oktober/November gesammelte Wurzelstock mit Wurzeln.

Inhaltsstoffe

Podophyllin mit Podopyllotoxin (β-D-glycosid und sein 4'Dimethylderivat), α-Peltatin, β-Peltatin und Desoxypodophyllotoxin sowie anderen Harzen.

Pharmakologie und Toxikologie

Besondere Wirkung auf den Magen-Darm-Trakt; Leckbewegungen, Unruhe, dann Erbrechen; Leberschwellung mit Ikterus; hämorrhagische Gastroenteritis, blutig-wässrige Diarrhoe, Prolapsus ani; Koordinationsstörungen; Krämpfe; Tod durch Atemlähmung; Hemmung der Mitosespindel, bei geringen Konzentrationen reversibel, sonst irreversibel.

Arzneimittelbild

Konstitution

„Abgemagerte", lustlose, erschöpfte Tiere, dabei reizbar (biliös).

Leitsymptome

Plötzlich auftretende Frühdurchfälle, schmerzlos, stinkend, unverdaut; Hydrantenstuhl, der enorm schwächt; Brechreiz, Erbrechen; Blähungen, besonders im Colon; Abgeschlagenheit.

Organotropie

Magen-Darm-Trakt, Leber, Gallenblase.

Modalitäten

<	- Morgens nach der Futteraufnahme - Heißes Wetter - Zahnwechsel
>	- Abends - Liegen auf dem Bauch, leichte Massage der rechten Bauchseite - Lokale Wärmeanwendung

Krankheitssymptome

▶ Verhalten: Trägheit bis Benommenheit, besonders vormittags; Erschöpfung, vor allem nach Kotabsatz.

Zeichenerklärung: **<** = Verschlimmerung (durch), **>** = Besserung (durch)

- ▶ Kopf: Zähneknirschen nachts (bei Zahnwechsel).
- ▶ Herz und Kreislauf: Tachykardie, schwacher Puls, kollapsartige Erschöpfung.
- ▶ Verdauungsorgane: Zunge weiß belegt; heftiger Durst auf kaltes Wasser; Heißhunger wechselt mit Appetitlosigkeit; nach Fressen und Trinken Aufstoßen bis zum Erbrechen, plötzlich, meist gallig; Empfindlichkeit des Vorderbauches, besonders rechts; Kolik; Blähungen, besonders im Colon; wässriger, gelb-grüner, schleimiger Durchfall sofort nach dem Fressen und morgens, den After wund machend; Hydrantenstuhl, stark schwächend; Flatulenz; Tenesmen; Prolapsneigung; abends oft normaler Kot.
- ▶ Wärmeregulation: Kalte Schweiße.

Dosierung

Bei Darmstörungen D4–D6, bei Durchfall mit Prolapsneigung D12; bei Durchfällen im Zahnwechsel Hochpotenzen bis D1000; bei Hepatopathie mit Gallensekretionsstörung D3–D6.

Indikationen

Magen-Darm-Störungen mit dem typischen Durchfall; Hepatopathien, Störungen der Gallensekretion.

Vergleichsmittel

- – Aloe: Mehr Flatulenz
- – China, Ferrum, Phosphorus, Croton tiglium: Sofort nach dem Fressen
- – Natrium sulfuricum: Nicht stinkend, vor allem morgens
- – Colocynthis: Durchfall mit starken Tenesmen
- – Gambogia (Gummi gutti): Starker Kotandrang mit langem Pressen
- – Chamomilla: Zahnwechsel, Verschlimmerung abends/nachts
- – Antidot: Nux vomica
- – Podophyllum ist Antidot zu Mercurius

Zeichenerklärung: **<** = Verschlimmerung (durch), **>** = Besserung (durch)

Pulsatilla

Pulsatilla pratensis, Anemone pratensis, Wiesenküchenschelle

Geschichte

Pulsatilla wurde schon von Hippokrates angewandt, um die Menstruation herbeizuführen und hysterische Angstzustände zu beeinflussen. Auch die Kelten sollen sie in heilkundlichem Gebrauch gehabt haben. Nach der Signaturenlehre fand man die Pulsatilla wegen ihrer nickenden Blüten beim Menschen angezeigt, die den Kopf hängen lassen. Anton v. Störck, ein Vorläufer Hahnemanns, führte mit Pulsatilla eine Arzneimittelprüfung durch. Hahnemann selbst prüfte das Mittel noch viel ausführlicher.

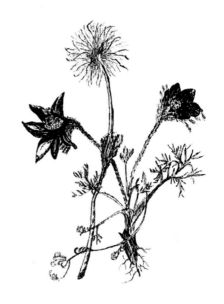

Botanik

Die Küchenschelle gehört zur Familie der Hahnenfußgewächse (Ranunculaceae). Sie wird 5–40 cm hoch. Die Stängel sind zottig weiß behaart und tragen nickende Blüten mit hell- bis dunkelvioletten Blütenblättern. Die Pflanze ist ständig in Bewegung.

Standort

In ganz Nordeuropa auf sandigen Trockenrasen, sonnigen Bergwiesen und in Kiefernwäldern, selten. Sie wächst überwiegend in Gruppen, sehr selten einzeln.

Zeichenerklärung: **<** = Verschlimmerung (durch), **>** = Besserung (durch)

Verwendete Teile

Frische, zur Zeit der Blüte gesammelte, ganze Pflanzen.

Inhaltsstoffe

Protoanemonin, welches nach dem Mähen zum nichtreizenden Anemonin dimerisiert; Anemonin geht nach längerer Lagerung der Tinktur in die pharmakologisch unwirksame Anemoninsäure über, weshalb Pulsatilla schon bald nach der Ernte verarbeitet und hochpotenziert werden sollte. Weitere Inhaltsstoffe sind Saponine. Während der Blütezeit ist der Gehalt an Wirkstoffen am höchsten.

Pharmakologie und Toxikologie

Protoanemonin wirkt lokal reizend und blasenziehend auf die Haut. Innerlich verabreicht bewirkt es Gastroenteritits, Reizungserscheinungen von Niere und Gehirn, Konvulsionen und Lähmungen. Bei Tieren wurde schlechtes Aufnehmen, Verwerfen, Totgeburt, frühzeitiger Östrus, struppiges Fell und Weidedermatitis beobachtet. Nach dem Verfüttern an Mäuse traten Entzündungen an Hoden, Nebenhoden und Samenstrang auf. Der wässrige Extrakt der frischen Blätter ist stark bakteri- und fungizid und hat eine oestrogenähnliche Wirkung.

Arzneimittelbild

Pulsatilla gilt in der Homöopathie als großes Polychrest. Es ist eher bei jungen als bei älteren Tieren angezeigt. Seine Grundzüge sind Wechselhaftigkeit, Milde und Trockenheit. Bei unklaren Fällen bewirkt es, ähnlich wie Sulfur und Psorinum, eine vermehrte Ausscheidung von Schweiß, Harn und Durchfällen etc.

Konstitution

Der Pulsatilla-Typ ist hellhäutig, blond, von harmonischem Körperbau und hat runde Formen. Er hat ein mildes, sanftmütiges und nachgiebiges

Temperament. Pulsatilla ist das Mittel der zarten, blutarmen, nervösen Weiblichkeit. Es passt am Ende akuter und am Anfang chronischer Leiden.

Leitsymptome

Milde aller Ausscheidungen; Ausfluss gelb-grünlich, eitrig, dick, rahmartig; Fehlen von Durst; Symptome wechselnd, veränderlich; Symptome als Folgen von Erkältungen, speziell nassen Füßen, und Verdauungsstörungen; ist zwar frostig, verträgt aber trotzdem keine Wärme.

Organotropie

Hormonelles System, speziell weibliche Geschlechtsorgane; ZNS; Venensystem; Schleimhäute; Magen-Darm-Trakt; Stütz- und Bewegungsapparat.

Modalitäten

<	- Ruhe
	- Im Raum
	- Beginnende Bewegung
	- Vor Mitternach
>	- Bewegung
	- Im Freien
	- Allgemein durch Kälte, trotz allgemeiner Frostigkeit, kühle Umschläge
	- Sympathiebezeugung und Anteilnahme

Krankheitssymptome

▶ Verhalten: Liebesbedürftig, trostsuchend, weinerlich; ist gerne in Gesellschaft, aber auch eifersüchtig; Sehnsucht nach Sympathie, die gerne erwidert wird; Bewegungsdrang; zeigt gleichzeitig Zeichen

Zeichenerklärung: < = Verschlimmerung (durch), > = Besserung (durch)

von Zu- und Abneigung; wechselnde Stimmungslage, kann in Aggression münden.

▸ Kopf, Augen: Erkältungen schlagen sich auf die Augen nieder; Lider rot, geschwollen, jucken; reibt sich dauernd die Augen; Konjunktivitis; Tränen reichlich.

Ohren: Gehörgang geschwollen, entzündet; Otitis externa; Überempfindlichkeit des Gehörs.

▸ Atmungsorgane: Schnupfen, reif mit mildem, dickem Sekret; Nase verstopft oder Fließschnupfen; Laryngitis und Bronchitis, subakut; Geruchsverlust; trockener, krampfhafter Husten, meist abends beim Niederlegen und in warmen Räumen, morgens lockerer.

▸ Herz und Kreislauf: Venosität, spezielle Wirkung auf das Venensystem; Varizen, Blutungen passiv und dunkel aus allen Schleimhäuten; langsame venöse Zirkulation mit rötlicher bis blauroter Verfärbung an den Unterschenkeln.

▸ Verdauungsorgane: Gastritis mit dyspeptischen Störungen; Zunge dick und weiß belegt; Appetitlosigkeit; trockenes Maul, aber Durstlosigkeit; Warmes wird erbrochen, Kaltes behalten; Folge von fetten oder saftigen Speisen, Gefrorenem; Durchfälle gallig, schleimig, wechselnd in der Farbe; Leberschmerzen; umherziehende Blähungen; Windabgang.

▸ Geschlechtsorgane, weiblich: Schwäche der Ovarien (durch unzureichende Produktion von Follikelhormonen); Mastitis; schneidende, drückende Uterusschmerzen, die anfalls- und ruckweise kommen; Uterussenkung; Unterdrückung der Lochien; Uterus zu klein, unterentwickelt oder involiert; Brunstzyklus zu lang.

Geschlechtsorgane, männlich: Orchitis, Epididymitis; Prostatahypertrophie im Alter.

▸ Bewegungsapparat: Gelenke geschwollen, rot, steif, heiß; Arthriten an allen Gelenken, speziell an den Knien; Schmerzen wechseln oft und rasch den Ort.

▸ Haut: Entzündete, bläuliche Frostbeulen; rosenartige Geschwulst der Haut; Erysipel; Nesselausschläge mit heftigem Jucken; Ulcus cruris.

▶ Wärmeregulation: Kalte Hände und Füße; frostig; Haut oft feucht; Fieber mit Frost, ohne Durst, Hitze mit trockenen Lippen, die ständig geleckt werden; trotz Frieren und Frösteln Abneigung gegen warme Anwendungen, extrem empfindlich auf zu hohe Stalltemperaturen (Aggression, Zyklusstörungen).

Dosierung

D4; auch Hochpotenzen sind sehr gut wirksam.

Indikationen

Beginnende chronische Endometritis mit typischem Pulsatilla-Ausfluss; Aggressionen bei Geburt (D4); Brunstzyklus zu lang (Rd.: 23–25 oder mehr Tage); stille Brunst, evtl. mit Aristolochia als Folgemittel (**Achtung:** bei lebensmittelliefernden Tieren derzeit nicht zugelassen); Anregung der Wehen, Geburtseinleitung bei Übertragen (in Verbindung mit Caulophyllum); Retentio sec.; Reaktionen auf Betreuerwechsel (z. B. Milchhochziehen) mit Hochpotenz behandeln; großes, geschwollenes, schmerzhaftes Euter, aus dem nach der Geburt nur 2–3 Liter Milch gemolken werden konnten (in Verbindung mit Asa foetida); akute bis subakute Prostatitis; Folgen einer Antibiotika-Therapie; wandernde Arthritis, venöse Stase.

Vergleichsmittel

– Kalium bichromicum; Kalium carbonicum; Kalium sulfuricum; Ferrum; Ignatia; Mercurius; Sepia; Silicea (chronische Pulsatilla); Sulfur
– Obwohl vom AMB divergent, gut kombinierbar mit Sepia (z. B. Metrovetsan, DHU)

Rheum

Rheum palmatum, Rheum officinale, Rhabarber

Geschichte

Die mehrjährige Staude gehört zur Familie der Knöterichgewächse (Polygonaceae). Der dunkelbraune Wurzelstock treibt mehrere fleischige Wurzeln. Die rundlich-herzförmigen Blätter erreichen einen Durchmesser von 30–40 cm, sind wellig gelappt und sitzen an kurzen, dicken, fleischigen Stielen. Die Staude blüht erst nach mehreren Jahren, von Juni bis August. Die hohen Blütentriebe tragen viele kleine rispenartig angeordnete Blüten in weißlich-gelben oder rosa Tönen. Die Früchte sind braune dreiflügelige Nüsse.

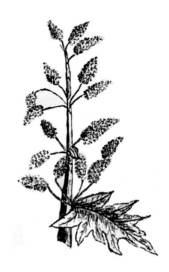

Herkunft

Ursprünglich Zentral- und Ostasien; als Kulturpflanze fast überall verbreitet.

Verwendete Teile

Wurzelstock und Wurzel, getrocknet.

Inhaltsstoffe

Verschiedene Anthracen-Derivate (Aloeemodin, Chrysophenol, Emodin, Rhein), bis 3 % Gerbstoffe, Oxalsäure ca. 0,3–0,7 %, Mineralstoffe, ätherische Öle u. a.

Pharmakologie und Toxikologie

Die Hauptwirkungen von Rheum beruhen auf den laxierenden Anthracenderivaten und den adstringierenden Gerbstoffen, also zwei entgegengesetzten Eigenschaften. Kleine Mengen Rhabarber regen den Appetit an, tonisiseren den Verdauungskanal und haben stopfende Wirkung aufgrund der Gerbstoffe. In großen Mengen wirkt Rhabarber nach 6–10 Stunden laxierend. Dieser anthracenabhängige Effekt hält jedoch nicht lange an, so dass anschließend wieder die stopfende Wirkung der Gerbstoffe auftritt. Rhabarber färbt aufgrund seiner Anthracene den Harn gelbbraun. In der Muttermilch werden nach Verzehr von Rhabarber Spuren des Anthracens Emodin gefunden, das bei Säuglingen zu leichtem Durchfall führen kann. Roher Rhabarber ist nephrotoxisch, da die enthaltende Oxalsäure mit Calciumionen unlösliche Cacliumoxalate bildet, die die Nierentubuli schädigen. Die toxische Oxalsäure-Dosis für Erwachsene beträgt 1–5 g.

Arzneimittelbild

Gutes Mittel für Jungtiere.

Leitsymptome

Saure Durchfälle, auch schäumend, besonders während des Zahnwechsels; der ganze Körper riecht sauer; die Symptome treten schnell nach Kaltwerden des Körpers auf.

Organotropie

Dickdarmmittel; funktiotrop: Magen-Darm-Kanal.

Modalitäten

<	- Im Sommer
	- Nachts
>	- Lokale Wärme

Zeichenerklärung: < = Verschlimmerung (durch), > = Besserung (durch)

Krankheitssymptome

▶ Verhalten: Unruhe nachts.
▶ Kopf: Schweißausbrüche am Kopf.
▶ Verdauungsorgane: Schwieriger Zahnwechsel; starker Speichelfluss; Appetit auf verschiedene Nahrungsmittel, der aber schnell erlahmt; Gärungskoliken mit Unruhe; Kot breiig, sauer, schaumig, grünlich oder bräunlich; evtl. kolikartige Schmerzen.
▶ Harnorgane: Erfolgloser Harndrang vor dem Kotabsatz.

Dosierung

D2, D3–D30

Indikationen

Saure Diarrhoe, besonders bei Jungtieren; Tiere riechen sauer und sind reizbar („Ich bin sauer auf dich").

Vergleichsmittel

– Calcium carbonicum, Chamomilla, Magnesium carbonicum, Podophyllum: Saure Diarrhoe
– Calcium carbonicum, Magnesium carbonicum: Saurer Körpergeruch
– Chamomilla: Zahnwechsel
– Chamomilla, China, Magnesium carbonicum: Unruhiges Verhalten

Rhododendron

Rhododendron chrysanthum (= aureum), Rhododendron campylocarpum, Goldgelbe Alpenrose

Geschichte

In ihrer sibirischen Heimat fand Rhododendron Anwendung bei rheumatischen und arthrotischen Erkrankungen. Die giftige Wirkung von Tees aus mehr als zehn Blättern war bekannt. Der Grieche Xenophon (ca. 300 v. Chr.) beschreibt Vergiftungen in seiner „Anabasis", die vermutlich auf den Verzehr von Honig aus Rhododendron zurückzuführen sind. In Hahnemanns „Apothekerlexikon" wird die Pflanze als Mittel bei chronischem Rheumatismus, schleimiger Engbrüstigkeit mit Husten genannt.

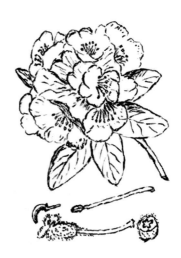

Botanik

Rhododendron gehört zur Familie der Ericaceae. Namensursprung sind die griechischen Wörter rhodon = Rose und dendron = Baum. Für homöopathische Verwendungen werden zwei Stammpflanzen genannt – Rhododendron chrysanthum und Rhododendron campylocarpum –, wobei die AMP bisher nur mit Rhododendron chrysanthum durchgeführt wurde.

Rhododendron chrysanthum (= aureum), die Goldgelbe Alpenrose, ist ein immergrüner, 20–60 cm hoher Strauch. Die kurzgestielten, länglichen, ledrigen Blätter sind verkehrt-eiförmig, schmutziggrün und glänzend. Die gelben glockigen Blüten sind zu 5–10 Stück gebüschelt und stehen schirmartig am Ende der Zweige. Blütezeit: Juni bis Juli. Frucht: 1–1,5 cm lange zylindrische Kapsel.

Zeichenerklärung: < = Verschlimmerung (durch), > = Besserung (durch)

Rhododendron campylocarpum ist ein immergrüner, 1–2 Meter hoher Strauch. Die Blätter sind dünnfilzig und rotbraun an der Unterseite. Die gelben Blüten sind zu 6 bis 8 Stück gebüschelt. Blütezeit: April bis Mai.

Standort

Möglichst humusreiche, kalkarme Böden. Düngung und Bewässerung werden nicht vertragen.

Rhododendron crysanthum: Im regenreichen Hochgebirge Sibiriens und in Japan; winterhart, aber in Europa schwer kultivierbar.

Rhododendron campylocarpum: Im Himalaya; beschränkt winterhart, aber in Europa leichter kultivierbar.

In Europa wachsen die Arten Rhododendron ferrugineum und hirsutum, die jedoch andere Inhaltsstoffe haben.

Verwendete Teile

Rhododendron chrysanthum: Getrocknete und beblätterte Zweigspitze.
Rhododendron campylocarpum: Getrocknete Blätter.

Inhaltsstoffe

Die Blätter beider Rhododendron-Arten enthalten Acetylandromedol = Andromedotoxin, ein toxisches Diterpen als Hauptwirkstoff (Rhododendron chrysanthum enthält weniger als Rhododendron campylocarpum; die Arten Rhododendron ferrugineum und hirsutum enthalten nach Leeser diesen Wirkstoff nicht, nach Roth, Daunderer ist er in Rhododendron ferrugineum enthalten); freies Hydrochinon und dessen Glycosid Arbutin; Rhododendrin, ein Betulosid; Rhododendrol, ein Betuligenol; die Flavone Quercetin und Hyperosid; Katechingerbstoffe; Chlorogensäure, Kaffeesäure, Oxalsäure.

Pharmakologie und Toxikologie

Wässrige Blätterextrakte hemmen das Wachstum verschiedener Keime, z. B. Streptokokken und Staphylokokken. Bei Tieren, vor allem bei Wie-

derkäuern, werden Vergiftungssymptome nach Verzehr weniger Rhodo-
dendronblätter beschrieben: Fieber, Erregungszustände, Speicheln, Kolik,
Aufblähen, Erbrechen, Rotfärbung der Milch. Die Giftigkeit der Blätter
soll durch Trocknung verloren gehen. Der Verzehr von Rhododendron-
Honig erzeugt das Vergiftungsbild, das vom Hauptwirkstoff Andromedotoxin bestimmt wird.

Andromedotoxin hat Vaguswirkung, aus der sich die Symptome erklä-
ren: Senkung des systolischen und diastolischen Blutdrucks, positiv inot-
rope Wirkung am Herzen, Pulsverlangsamung, Brennen im Maul und
Rachen, Durst, Schweißausbruch, Fieber, Krämpfe, Schwindel und
Schwäche bis zum Koma, Speicheln, Übelkeit, Erbrechen, Durchfall,
Hautausschläge, Juckreiz, Hautkribbeln, Atemnot bis hin zum Tod durch
Lähmung des Atemzentrums.

Hydrochinon und Arbutin haben ihre Hauptwirkung auf die Harnorgane.

Rhododendrin und Rhododendrol sind vermutlich verantwortlich für die
Wirkung auf Hoden und Nebenhoden (anderen Ericaceae fehlen diese
Inhaltsstoffe).

Arzneimittelbild

Die Arzneimittelprüfung wurde mit Rhododendron chrysanthum durchgeführt. Wegen der Übereinstimmung in den Inhaltsstoffen wird auch
Rhododendron campylocarpum verwendet, obwohl noch keine Arzneimittelprüfung zur Bestätigung vorliegt.

Leitsymptome

Die Modalitäten haben Leitsymptomcharakter und sind richtungswei-
send für das Arzneimittel.

Organotropie

Knochen und Gelenke, besonders an den distalen Gliedmaßen; Muskeln;
periphere Nerven; Hoden und Harnwege.

Zeichenerklärung: < = Verschlimmerung (durch), > = Besserung (durch)

Modalitäten

<	- Vor Gewittern, Stürmen, durch nasskaltes Wetter - Ruhe, daher auch gegen Morgen nach der Nachtruhe; Verschlimmerung durch Ruhe zwingt zur Bewegung; Rododendron wird als eines der wetterfühligsten homöopathischen Mittel bezeichnet → „homöopathischer Wetterhahn" neben Rhus toxicodendron, Phosphorus und Dulcamara
>	- Wärme - Sofort bei Bewegung (im Gegensatz zu Rhus toxicodendron: „läuft sich erst ein")

Krankheitssymptome

▶ Verhalten: Apathie, Schwäche, Benommenheit.

▶ Kopf: Bewegung und Berührung des Kopfes am Morgen sind unangenehm; geräuschempfindlich oder schlechtes Hören; neuralgische Kopf- und Ohrenschmerzen.

▶ Atmungsorgane: Eventuell Schnupfen, dabei mal rechtes und mal linkes Nasenloch verstopft; Brustwand berührungsempfindlich; erschwerte Atmung.

▶ Herz und Kreislauf: Puls verlangsamt; Unruhe der Glieder; oft warme Gliedmaßen in kalter Luft.

▶ Verdauungsorgane: Völlegefühl nach wenigen Bissen; meist kein Durst; Übelkeit; Erbrechen; Blähungen; Durchfälle; breiiger Kot; Kotabsatz zum Teil sehr mühsam.

▶ Harnorgane: Vermehrter Harndrang; Harn blass; unangenehm scharfer Geruch.

▶ Geschlechtsorgane, männlich: Hoden und Nebenhoden geschwollen, schmerzhaft und sehr berührungsempfindlich; Schmerzen scheinen in den Bauchraum und in die Oberschenkel auszustrahlen; Schmerzen verschwinden sofort nach Bewegung und kehren in Ruhe gleich wieder zurück; Juckreiz und Schwitzen der Hodensackhaut.

▶ Bewegungsapparat: Rheumatoide Schmerzen im Hals und Nacken sowie in den Gliedmaßen, besonders im distalen Bereich; betroffen sind Muskeln, Nerven, Gelenke und Knochen.

▶ Haut: Juckreiz („Ameisenlaufen").

▶ Wärmeregulation: Die Tiere schwitzen sehr leicht; der Schweiß ist übelriechend; Fieberanfälle; Gliedmaßenenden oft kalt oder sehr warm, besonders abends.

Dosierung

D3, D4, D6, D12–C30 (chronischer Bereich)

Indikationen

Rheumatoide Bewegungsstörungen mit Beteiligung verschiedener Gewebe (Knochen, Muskeln, Nerven); Neuralgien; Entzündungen von Hoden und Nebenhoden.

Vergleichsmittel

– Bewegungsapparat: Dulcamara (Folgen von Durchnässung); Pulsatilla (Wärme verschlimmert); Rhus toxicodendron (Besserung erst nach einigen Schritten); Sulfur; Thuja
– Wetterfühligkeit: Phosphor (Verschlimmerung bei Sturm); Psorinum und Nux moschata (beide Verschlimmerung vor Sturm)
– Hoden, Nebenhoden: Aurum; Clematis; Conium; Jodum; Mercurius; Phytolacca; Pulsatilla; Spongia; Thuja

Rhus toxicodendron

Toxicodendron quercifolium (Michx.) Greene, Giftsumach

Botanik

Giftefeu bzw. Giftsumach ist aus der Familie der Anacardiaceae (Rhus radicans: kletternde Form, gleiche Wirkung); gestielte, dreizählige Blätter, Blättchen eiförmig, Ränder leicht gewellt (gezähnt), mittleres etwas größer, oben glatt, glänzend, unten matt, flaumig; ca. 2 Meter hoher aufrechter Strauch; Blüten in achselständigen Rispen weißgrün; Früchte hart, 6–8 mm, hellgelb, warzig, behaart.

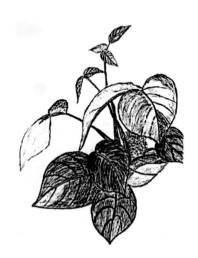

Herkunft

In Nordamerika heimisch, in Europa als Zierstrauch verwendet.

Verwendete Teile

Die Blätter werden zur Herstellung der homöopathischen Mittel verwendet (Vorsicht beim Sammeln!).

Inhaltsstoffe

Toxicodendrol bzw. Urushiol in allen Pflanzenteilen, im abgesonderten Milchsaft, schwärzt sich an der Luft und verharzt; außerdem Flavone, Gallussäure, Leukoanthocyanil, Quercetin, Kaempferol; die Blätter enthalten den höchsten Prozentsatz des Giftes; der Strauch ist giftiger bei Nacht und wenn er im Schatten steht.

Pharmakologie und Toxikologie

Toxicodendrol wirkt auf alle Gewebe ätzend; es führt zu dauerhafter Reizung der betroffenen Gewebe mit Rezidiven noch nach Jahren; individuell verschiedene Empfindlichkeit.

Arzneimittelbild

Leitsymptome

Exogen verursachte, schmerzhafte Entzündungen/Gewebsschädigungen verbunden mit Reizbarkeit und Unruhe; Schmerzen reißenden Charakters, Besserung durch sanfte, längere Bewegung („man läuft sich ein"); Folgen von Verrenkung, Verstauchung, Zerrung, Übermüdung, Überanstrengung; Rhus toxicodendron und Nux vomica zeigen Parallelen für den Menschen, das Tier unserer Zeit: Ruhelos, überfordert, falsch ernährt „wellnessbedürftig"; Rubor, Calor, Dolor, Functio laesa; Linksseitenmittel.

Modalitäten

<	- Ruhe (zwingt zur Bewegung) - Bei zu langer Beanspruchung (Bewegung) - Nässe, Kälte, nasskaltes Wetter - Nachts - In Stallwärme (Bettwärme)
>	- Nach anfänglichen Beschwerden besser im Laufe der Benutzung (Bewegung) - Lokale Wärme

Krankheitssymptome

▶ Allgemein: Eines der Hauptmittel zur Behebung der Folgen von Durchnässung, Verrenkung, Erkältung und Überanstrengung.

Zeichenerklärung: < = Verschlimmerung (durch), > = Besserung (durch)

▶ Geist, Gemüt: Ungeduldig, reizbar, motorische Unruhe, Angst bei Dämmerung, Niedergeschlagenheit, gedämpftes Bewusstsein, Benommenheit.

▶ Kopf: Schwindelig (als würde das Hirn hin- und herschwappen); schmerzhafte Schwellung; Entzündung der Augen; Eiterung der Konjunktiven; Augenbewegung durch Schmerz eingeschränkt; Tränenfluss durch Gereiztheit der Gewebe.

▶ Nerven, ZNS (siehe Geist, Gemüt): Bei Fieber leichte Delirien, Ruhelosigkeit.
Nerven, peripher: Neuralgien mit stechenden, reißenden Schmerzen, Kribbeln, Taubheit.

▶ Atmungsorgane: Trockener, quälender Husten, Anfälle bei Kälteeinwirkung; Schmerz hinter dem Brustbein (Altershusten); Nasenausfluss hell, ohne Schnupfen, evtl. grünlich, stinkend, wundmachend (Rötung, Schwellung, Schmerz).

▶ Herz und Kreislauf: Tachycardie, Erschütterung der Brustwand durch Herzschlagen; Schwäche, Taubheit in der linken Extremität vorne; Ödemneigung durch längere Ruhe; Herzmuskelhypertrophie nach häufiger Anstrengung.

▶ Verdauungsorgane: Rötung der Zungenspitze (dreiecksförmig), Zungenränder trocken, Rest belegt oder bräunlich trocken; Rachen trocken, Mandeln und Rachenlymphknoten geschwollen, schmerzhaft; appetitlos, Abneigung gegen Brot, Kiefer knacken beim Kauen, großer Durst; Magenauftreibung nach dem Füttern, Blähungen, die zum Zusammenkrümmen zwingen; Durchfälle, heller, übelriechender Kot, evtl. auch blutig (alles wund und rissig); in der Rekonvaleszenz Obstipation; beim Schlafen läuft Speichel aus dem Maul.

▶ Harn- und Geschlechtsorgane: Rötung, Schwellung, Ödematisierung, Bläschenbildung mit Juckreiz und Schmerz, scharfe eitrige Absonderungen; wenig dunkler, trüber Harn, Dysurie, vermehrter Harndrang, (stechender Schmerz) beim Harnlassen Zusammenzucken (Harn fühlt sich heiß an).

▶ Bewegungsapparat: Bewegungsdrang; rheumatischer Formenkreis; Lahmheiten durch gestörte Funktion der für die Bewegung notwendigen Gewebe, nicht durch völlige Zerstörung selbiger Gewebe.

Zeichenerklärung: < = Verschlimmerung (durch), > = Besserung (durch)

Verlauf der Leitsymptome und Modalitäten: Bewegungsunfähigkeit, Steifheit, Gelenke steif, schmerzhaft, Muskeln verkrampft, Sehnen überanstrengt, überdehnt, Knochenhaut lädiert; Entzündungen der serösen Überzüge (Perimysium, Periost, Perineurium), der Sehnenscheiden, Sehnen, Bänder; akut oder chronisch (rheumatische Beschwerden); reißende Schmerzen bis zum folgenden Taubheitsgefühl, besser durch Reiben und Bewegung.

▶ Haut: Herpesmittel, Schwellung, Rötung, Exanthem, Bläschen, Pusteln bis zur Eiterung mit Krusten, heftiger Juckreiz und Schmerzen, tiefere Gewebsschichten nicht betroffen; Haarausfall; Frostbeulen; Warzen (Hühneraugen); Erysipel, Rotlauf, Urticaria, nässende Ekzeme.

▶ Wärmeregulation: Schweres, langandauerndes Fieber mit Gelenkschmerzen.

Dosierung und Indikationen

Stauffer: Ab C30; ab C200 Antidot gegen das Pflanzengift selbst und gegen toxische Dermatitis durch andere Pflanzengifte.

Wolter: D3 bei Distorsionen (im Selbstversuch D6 indifferent, D3 spürbare Besserung nach jeder Einnahme); äußerlich 1:100 mit Spiritus dilutus verdünnen.

Auch Schwankungen der Ansprechbarkeit auf Rhus toxicodendron beim selben Individuum, z. B. Zunahme des Deliriums trotz Rhus toxicodendron, dann Hyoscyamus bis Delirium flacher und Rhus toxicodendron wieder wirksam wird.

Vergleichsmittel

– Calcium carbonicum, Calcium phosphoricum, Dulcamara, Natrium sulfuricum, Thuja: Folgen von Nässe und Kälte
– Arnica, Bellis perennis, Ruta: Folgen von Verrenkung und Überanstrengung
– Hedera, Ferrum, Mercurius, Pulsatilla, Sepia: Bewegung bessert

- Bellis perennis, Mandragora, Pulsatilla: Besserung durch Reiben und Massieren
- Arsenicum, Aconitum, Jodum, Mercurius, Tarantula hisp.: Ruhelosigkeit
- Apis, Belladonna, Graphites: Erysipel

Ruta

Ruta graveolens, Weinraute, Gartenraute

Geschichte

Der Name Ruta graveolens wird abgeleitet von den griechischen Wörter rhyesthai = hemme, rette, helfe bzw. rhyein = fließen machen und den lateinischen Wörtern grave = stark und olens = riechend. In der Volksheilkunde fand Ruta Verwendung als Abortivum, Diuretikum, Anthelmintikum; ferner bei Schlangenbissen, Augen-, Ohr-, Kopf- und Gelenkschmerzen. Auch wurde Ruta als Weinzusatz benutzt, um dessen Verträglichkeit zu verbessern (daher: Weinraute).

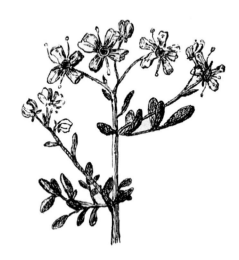

Botanik

Ruta graveolens ist eine 50–80 cm hohe Staude mit aufrechtem Stängel und bleigrünen Sprossen, die mit punktförmig durchscheinenden Öldrüsen besetzt sind. Die fiederteiligen Blätter sind ebenfalls drüsig punktiert. Die Blütezeit ist von Juni bis August, die Blüten sind grüngelb, die Samen nierenförmig. Die Pflanze hat einen ausgeprägten, aromatischen, unangenehmen Geruch, der Fliegen anzieht, aber Katzen, Ratten und Marder abstoßen soll.

Herkunft

Mittelmeergebiet.

204

Standort

Warme, kalkhaltige Böden.

Verwendete Teile

Die ganze Pflanze vor der Blüte, ohne Wurzel und Stängel, die verholzt sind.

Inhaltsstoffe

Das Glycosid Rutin; ätherische Öle (v. a. Methylketone, ferner Phenole, Terpene u. a.), die für den eigenwilligen Geruch verantwortlich sind; Furocumarine (Psoralen u. a.); Alkaloide (Graveolin u. a.); ausfällbares Eiweiß in großen Mengen.

Pharmakologie und Toxikologie

Bei empfindlichen Personen kann Ruta nach Berühren der Laubblätter Hautausschlag und heftigen Juckreiz erzeugen, der durch Sonneneinwirkung verstärkt wird. Verzehr von Ruta verursacht Anschwellen der Zunge, Speichelfluss, Gastroenteritis, Hämaturie und Abnahme des Sehvermögens. Der intensive Geruch der Pflanze kann zu Kopfschmerzen führen. Das Glycosid Rutin wirkt blutgerinnungsfördernd und kapillarabdichtend und somit als Dicumarolantagonist. Seine diuretischen Eigenschaften verhindern die Bildung von Ödemen. Rutin wirkt gegen ultraviolette und radioaktive Strahlenschäden und wurde zur Therapie bei Verbrennungen nach Atombombenversuchen erfolgreich eingesetzt. Rutin hebt den bakteriostatischen Effekt der Sulfonamide auf. Schließlich greift das Glycosid in den Kalkstoffwechsel ein.

Die ätherischen Öle sind verantwortlich für die auftretenden Symptome nach oraler Aufnahme der Pflanze: Zungenschwellung, Speichelfluss, Gastroenteritis und Pupillenverengung. Große Dosen führen zu Leber- und Nierenschäden mit Hämaturie. Aufgrund der Hyperämie der Beckenorgane kann die Weinraute Aborte auslösen. Ferner besitzen die ätherischen Öle leicht narkotische, anthelmintische und entzündungser-

regende Eigenschaften. Die Furocumarine sind für die photodynamsiche Wirkung der Pflanze verantwortlich und erzeugen bei Hautkontakt eine stark juckende, brennende Dermatitis, die erst nach Wochen unter Desquamation abheilt (ähnlich Rhus toxicodendron).
Die enthaltenden Alkaloide besitzen spasmolytische Eigenschaften.

Arzneimittelbild

Organotropie

Bewegungsapparat: Überanstrengung, Schwäche, Traumen; Augen: Überanstrengung; Mastdarmvorfall mit Obstipation.

Modalitäten

<	- Abends - Durch Ruhe und Liegen auf den schmerzenden Körperteilen - Kälte, feuchtkaltes, nebliges Wetter
>	- Bewegung (sofort, während bei Rhus toxicodendron erst nach einigen Schritten Besserung eintritt)

Causa: Stumpfe Verletzungen, Quetschungen, Überanstrengung, Rheumatismus

Krankheitssymptome

► Verhalten: Ängstlich, schreckhaft, niedergeschlagen (besonders abends).

► Kopf: „Überanstrengung der Augen"; Konjunktivitis; Blepharitis; Augen gerötet, brennen, tränen im Freien, aber nicht drinnen (besonders abends und nachts); Tiere versuchen, sich die Augen zu scheuern.

► Herz und Kreislauf: Herzklopfen; Puls beschleunigt oder langsam und schwach; venöse Stauungen; Schwindel (vor allem morgens).

Zeichenerklärung: < = Verschlimmerung (durch), > = Besserung (durch)

▶ Verdauungsorgane: Leicht blutendes Zahnfleisch; Übelkeit nach der Nahrungsaufnahme (Hund, Katze), besonders nach Fleischverzehr; Besserung durch Milchtrinken; Schlaffheit des Mastdarmes mit Kotabsatzschwierigkeiten und auch Darmvorfall; Kot hart und trocken.

▶ Harnorgane: Starker Harndrang auch nach erfolgtem Harnabsatz.

▶ Geschlechtsorgane, weiblich: Frühgeburt; Fehlgeburt (Secaleähnliche Wirkung).

▶ Bewegungsapparat: Hauptangriffspunkt für Ruta sind Knochen, Periost, Gelenke und Muskeln; haltungsbedingte Traumen (Technopathien); Zerschlagenheitsgefühl sowohl in Ruhe als auch in Bewegung, obwohl Bewegung sofort bessert; Liegen auf den schmerzenden Partien verschlimmert, daher verändern die Tiere ständig die Lage und sind unruhig; Schwäche der Gelenke, besonders betroffen sind diejenigen, die kaum von Muskeln bedeckt sind und das Periost ungeschützt direkt unter der Haut liegt: Karpalgelenk, Tarsalgelenk, Kniegelenk, aber auch Schienbein usw.; Beulen der Knochenhaut; Sehnenzerrung; Achyllodynie; chronisch-rheumatische Erkrankungen mit Knoten im Periost, Sehnen und Bändern, die zu Sehnenkontrakturen führen (in der Humanmedizin äußern die Patienten zunächst subjektiv ein Verkürzungsgefühl, bevor die objektiv vorhandenen Kontrakturen entstehen – ähnlich wie bei Causticum); Kniegelenke knicken ein.

▶ Haut: Stark juckende Hautauschläge mit Rötung und Schwellung; Bläschenbildung, allmähliches Abschälen der Epidermis; Fleischverzehr verschlimmert die Ausschläge; Kratzen der erkrankten Partien lässt die Ausschläge an anderer Stelle auftreten.

Dosierung

D1–D4, histiotrop; aber auch Hochpotenzen bis C30.

Vergleichsmittel

- Augenleiden: Arnica; Euphrasia (mit Verschlimmerung morgens)
- Verletzungen: Arnica (Zerschlagenheitsgefühl mehr generalisiert, Besserung durch Ruhe, Verschlimmerung durch Bewegung), Bellis perennis, Calendula, Hamamelis, Hypericum, Symphytum
- Mastdarmvorfall: Aloe, Ignatia, Nux vomica, Podophyllum (Mastdarmvorfall stets mit Durchfall), Sepia, Sulfur
- Haut: Mezereum, Rhus toxicodendron, Staphisagria
- Bewegungsapparat: Rhus toxicodendron (Besserung erst nach einigen Schritten)

Sabal serrulatum

Serenoa repens, Zwergpalme, Sägepalme

Geschichte

In der mittelamerikanischen Heimat von Sabal serrulatum wurde beobachtet, dass Tiere nach Aufnahme der reifen, ölhaltigen Früchte so viel Fett ansetzten, dass sie leicht erjagbare Beute wurden. In der volkstümlichen Heilkunde finden die Früchte der Sägepalme Einsatz bei Atemwegserkrankungen als Expektorans, bei Harnwegsinfektionen als Diuretikum, zur Gewichtszunahme und zur Kräftesteigerung.

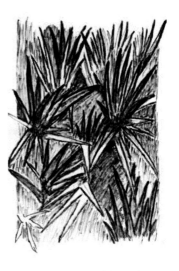

Botanik

Sabal serrulatum ist eine Zwergpalme mit kurzem Stamm und kriechendem Wurzelstock. Die fächerförmigen Blätter sind scharf gesägt und haben stachelige Blattstiele. Die kleinen Blüten stehen in dicht behaarten Blütenkolben, die kürzer sind als die Blätter. Die eiförmigen, etwa 3 cm langen Früchte sind tief purpurrot bis schwarz. Sie schmecken zuerst süß, dann brennend scharf.

Herkunft

Tropisches Mittelamerika.

Standort

Küstennahe Sumpfwälder.

Verwendete Teile

Die reifen fleischigen Beeren.

Inhaltsstoffe

Die Frucht enthält Spuren ätherischer Öle, die ausschließlich aus freien Fettsäuren bestehen. In alkoholischen Auszügen werden die freien Fettsäuren mit dem Alkohol zu Äthylestern verestert, die diesen Auszügen einen charakteristischen Duft nach Weinbeeröl geben. Weitere Fruchtinhaltsstoffe sind etwa 5 % fettes Öl (Neutralfett, freie Fettsäuren), 28 % Invertzucker, 3,7 % Mineralien (zu 40 % NaCl), ferner Karotin, Flavon, Esterase, Gerbstoffe, Harze, Sitoserin und Sitoseringlykosid. Die getrockneten Früchte enthalten Anthranilsäure. Für die eigentliche Wirkungsrichtung verantwortliche Substanzen konnten bisher nicht nachgewiesen werden. Vermutet werden aber öllösliche hormonartige Stoffe – ähnlich wie in anderen Palmfrüchten –, bei denen östrogene Stoffe gefunden wurden.

Pharmakologie

Stimulierende Wirkung auf den Gesamtstoffwechsel sowie auf die Schleimhäute des Urogenitalsystems und der Bronchien. Nach Leeser hat ein Azetonextrakt der Blätter antibiotische Wirkung auf gramnegative und -positive Keime und Hefen. Deshalb wird Sabal serrulatum in Hochpotenz erfolgreich zur Metapyhlaxe und Therapie der Colienterotoxaemie eingesetzt.

Arzneimittelbild

Sabal serrulatum ist vor allem geeignet als Anfangsmittel/ Reaktionsmittel mit Hauptwirkung auf das Urogenitalsystem.

Leitsymptome

Aufregung verursacht Harntröpfeln.

Organotropie

Harnwege, Prostata.

Modalitäten

<	- Morgens oder am Nachmittag bis zum Einschlafen - Gesäugeschmerz verschlimmert sich durch Druck (ähnlich Phytolacca)
>	- Magensymptome verbessern sich durch Milch

Krankheitssymptome

▶ Verhalten: Gereizt, schreckhaft, will alleine gelassen werden, Zuwendung wird abgelehnt.

▶ Kopf: Plötzlich einsetzender und ebenso rasch wieder verschwindender, schießender Kopfschmerz.

▶ Verdauungsorgane: Appetit vermehrt oder auch vermindert; Aufstoßen, heftiges Magenbrennen, besser durch Milchtrinken; plötzlich auftretende Krämpfe im Bauchraum, die in die Gliedmaßen ausstrahlen.

▶ Harnorgane: Ständiger Harndrang, Harnlassen schmerzhaft; teils häufiges Harnlassen, teils Harnverhaltung; Sabal serrulatum wird wegen der harntreibenden Wirkung „homöopathischer Katheter" genannt; Harn trübe, evtl. blutig, Harnmenge oft vermehrt; stechende Schmerzen in der Nierengegend.

▶ Geschlechtsorgane, weiblich: Ovaralgie mit Entzündung der Beckenorgane; schmerzhaftes Gesäuge, durch Druck verschlimmert. (Bei der AMP wurde bei einer Frau starke Vergrößerung der Brust beobachtet.)
Geschlechtsorgane, männlich: Entzündung oder Hypertrophie der Prostata; Entzündung der Hoden und Nebenhoden mit Schmerzen, die in den Rücken ausstrahlen (Körperhaltung!); teils gesteigerte Libido.

Zeichenerklärung: < = Verschlimmerung (durch), > = Besserung (durch)

Dosierung

Histiotroper Einsatz; Ø–D3, mehrmals täglich über längere Zeit; bei bakterieller Ursache Hochpotenzen.

Indikationen

Allgemein bei allen Erkrankungen der Beckenorgane, wenn auch Blasenbeschwerden mit auftreten; Prostatahypertrophie mit vergesellschafteter Reizblase ist eine der Hauptindikationen; Harnverhaltung bei Geburt; Zystitis, Orchitis, Ovaralgie, evtl. bei mangelhafter Entwicklung des Gesäuges und Euters, sowie Milchmangel; Bronchitis mit hartnäckigem Husten.

Vergleichsmittel

– Ferrum picrinum D4–D6, Knauma arvensis Ø–D2, Pareira brava: Prostatahypertrophie
– Conium, Cimicifuga, Ferrum picrinum, Magnesium carbonicum oder Jodum, Populus: Prostataadenom
– Aristolochia (bei lebensmittelliefernden Tieren arzneimittelrechtlich derzeit nicht zugelassen), Belladonna, Sepia, Thuja: Prostatitis

Sabina

Juniperus sabina, Sadebaum

Geschichte

Im Volksmund wurde der Sadebaum aufgrund seiner Abortivwir-
kung „Mägdebaum", „Jungfernpal-
me" genannt. In der Antike wurde
diese Wirkung von Dioskorides,
Plinius und Galen erwähnt. Im „Ca-
pitulare de villis" Karls des Großen,
ebenso bei Hildegard von Bingen
wird die Pflanze aufgeführt. Sie
wird 1587 erstmalig in der Arzneita-
xe von Frankfurt am Main erwähnt.

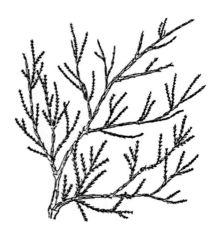

Botanik

Der 1,5–3 Meter hohe Strauch oder kleine Baum besitzt einen liegenden
Stamm und eine unregelmäßig buschige Krone oder nur zahlreiche, liegende Äste. Die Zweige sind buschig und dicht. Die Rinde ist an jungen
Zweigen gelb-braun, an älteren rötlich-braun, matt-glänzend und blätt-
rig. Die jungen Pflanzen besitzen bis zum 10. Jahr nur nadelförmige, 4
mm lange, spitz abstehende, grüne, auf der Oberseite bläuliche Blätter.
Die dreieckigen Blätter des ausgewachsenen Baumes sind meist schup-
penförmig, kreuzgegenständig und decken sich dachziegelförmig; sie
sind 1 mm lang und am Ende scharf zugespitzt. Auf der gewölbten
Rückseite besitzen sie meist eine ovale Harzdrüse. Die geriebenen Blätter
riechen unangenehm.
Juniperus sabina ist ein- oder zweigeschlechtlich. Die Blüten liegen end-
ständig am Zweig. Die männlichen sind gelb und bis 2 mm breit, länglich
bis eiförmig, sehr klein und tragen bis zu 14 Staubblätter. An den weiblichen Blütensprossen stehen die grünlichen Blüten erst aufrecht, später

einwärts nach unten gekrümmt mit vier Fruchtblättern. Diese werden zu einem erbsengroßen Beerenzapfen, der vier eiförmige Samen enthält, welche erst im folgenden Jahr blau-schwarz werden.

Herkunft

Juniperus sabina ist eine Gebirgspflanze, die in Nordasien, Süd- und Nordamerika, Süd- und Mitteleuropa verbreitet ist und teils als Zierstrauch angebaut wird.

Verwendete Teile

Für die Essenz werden die frischen, beblätterten Zweigspitzen verwendet, die im April und Mai gesammelt werden.

Inhaltsstoffe

Die Zweigspitzen enthalten 3–5 % sehr toxisches ätherisches Öl, das im Wesentlichen aus Sabinen, Sabinol (verwandt mit Thujol) und Sabinylazetat besteht. Weitere Bestandteile sind Zedrol, Myrzen, Kadinen, alpha-Pinen, D-Terpentinenol, Limonen u. a. (insgesamt ca. 37 Komponenten). Der prozentuale Anteil der einzelnen Stoffe schwankt je nach Herkunftsland. Das ätherische Öl wird als Sabinolglukuronsäure im Harn ausgeschieden. Die Flavone sind noch nicht näher untersucht.

Pharmakologie und Toxikologie

Sabinol ruft durch Erzeugung einer starken Hyperämie der Beckenorgane einen Abort hervor. In der Humanmedizin treten bei Überschreitung der Höchstdosis (5–20 g Trockendroge, 0,2–1 g Öl) schwere Intoxikationszustände auf, wobei sich das Öl als Krampfgift von zuletzt lähmender Zentralwirkung erweist.

In der Veterinärmedizin zeigen sich bei der Vergiftung von Hunden Ulzeration am Magenpylorus und fleckenförmige Wandveränderungen im

Rektum, bei Katzen schwarz getüpfelte Schleimhautblutungen in der Harnblase. Bei tragenden Tieren kommt es zum Abort.

Die Autopsie vergifteter Tiere ergab vor allem eine starke Hyperämie des Uterus, Entzündung der Harnwege, einen typischen Ölgeruch des Darminhaltes, Leberverfettung und hämorrhagische Gastroenteritis.

Arzneimittelbild

Konstitution

Allgemeine Übererregbarkeit mit Neigung zu hyperämischer Kongestion. Geräuschüberempfindlichkeit bis -unerträglichkeit; Schmerzempfindlichkeit stark gesteigert; „verdrießlich" und sexuelle Erregung.

Leitsymptome

Abortneigung, besonders im dritten Monat; anfallsweise kolikartige Schmerzen; häufiges Schlagen mit den Hintergliedmaßen unter den Bauch; Blutungen mit flüssigem, klumpigen Blut; heftiges Pulsieren aller Gefäße mit Blutwallungen und Herzklopfen; Drang zur frischen Luft; Dysmenorrhoe mit Kreuzschmerzen, ausstrahlend bis zum Kreuzbein; Gelenkrheumatismus bevorzugt der kleinen Gelenke; Warzen, Kondylome.

Modalitäten

<	- Geringste Bewegung verschlimmert, besonders durch Herabhängen der Glieder - Wärme - Abends
>	- Flaches Liegen mit gestreckten Beinen - Kalte Umschläge und frische, kühle Luft

Zeichenerklärung: < = Verschlimmerung (durch), > = Besserung (durch)

Krankheitssymptome

▶ Verhalten: Ängstlich und unruhig; mürrisch und reizbar; unruhiger Schlaf mit häufigem Erwachen, stark geräuschempfindlich (besonders bei der Hündin).

▶ Kopf: An den Augen Vibrieren im Oberlid; Ohren heiß.

▶ Atmungsorgane: Atembeschwerden insbesondere in der Einatmungsphase.

▶ Herz und Kreislauf: Gesteigerte Blutzirkulation; Pulsieren in allen Gefäßen, besonders am Kopf; starkes Herzklopfen (hörbar).

▶ Haut: Proliferative Prozesse.

▶ Verdauungsorgane: Trockenheit der Lippen, des Mauls und des Schlundes; Zunge bräunlich, gelblich belegt; vermehrter Speichelfluss schaumig und weiß; Foetor ex ore (z. T. von kranken Zähnen herrührend); Zucken im Unterkiefer; wiederholt leeres Aufstoßen; Erbrechen mit Würgen; starker Blähbauch; dauernder Kotdrang mit erst flüssigem, dann aber hartem, mühselig abgehendem Kot; Kot teilweise schleimig und mit Blut vermengt.

▶ Harnorgane: Blasen- und Harnröhrenentzündung mit Harndrang; Harn dunkel-gelb, oft blutig, nach Sabina riechend.

▶ Geschlechtsorgane, allgemein: Hochgradig sexuelle Erregung.
Geschlechtsorgane, weiblich: Weißfluss ätzend und übelriechend; Nachgeburtsverhaltung trotz sehr starker Nachwehen, aber auch Uterusatonie; Ovarial- und Uterusentzündung nach Abort; Neigung zu Fehlgeburten.
Geschlechtsorgane, männlich: Entzündung des Präputiums mit eiterartigem Ausfluss; sykotische Auswüchse.

▶ Bewegungsapparat: Schmerzen im Rücken- und Lendenbereich, besonders im Kreuzbeinübergang; Steifheit im Schulter- und Ellenbogengelenk und besonders in den Karpalgelenken; kalte Extremitätenenden; Arthrose.

▶ Wärmeregulation: Andauernde Frostigkeit/Frösteln mit Schauern und Haaresträuben.

Dosierung

D3 bei Retentio secundinarium; D6 bei drohendem Abort im dritten Monat (Kombination auch mit Viburnum opulus D3); D12–D15 als Vorbeugung gegen habituellen Abort; D6–D12 bei starker pelviner Übererregung und bei chronischen Störungen der Sexualfunktion.
Extern als Sabina-Pulver oder 10 %ige Salbe bei Schleimhauterosionen.

Vergleichsmittel

- Ipecacuanha: Erschöpfungssymptome schon zu Blutungsbeginn, unverhältnismäßig stark, Übelkeit, Blässe, Schwäche, Ohnmachtsanfälle
- Millefolium: Blutungen ständig tröpfelnd und langsam fließend
- Secale: Helle Blutung anfangs dunkel, riechend, später dünn, wässrig
- Crocus, China, Belladonna, Arnica, Chamomilla, Aconitum, Opium, Gelsemium

Sepia

Sepia officinalis, Tintenfisch

Verwendete Teile

Verwendet wird der schwarz-braune, dickflüssige Inhalt des Tintensackes vom Tintenfisch Sepia officinalis (Cephalopodae).

Inhaltsstoffe

Farbstoff Melanin, Calcium carbonicum, Magnesium carbonicum, Natrium sulfuricum, Natriumchlorid.

Pharmakologie und Toxikologie

Der Wirkungsmechanismus der einzelnen Sepiabestandteile in ihrer Komposition ist nicht aufgeklärt. Dem Melanin, das in seiner Struktur noch nicht aufgeschlüsselt ist, wird eine regulative Wirkung auf den Hormonhaushalt der weiblichen Tiere über Hypothalamus, Hypophyse, Ovar zugesprochen. Ebenfalls soll es über zentrale Steuerung Einfluss auf den Nebennierenrindenhaushalt ausüben (Leeser).

Arzneimittelbild

Ein weibliches Mittel, besonders angezeigt bei chronischen Leiden älterer Tiere, die auf Störungen im Hormonhaushalt beruhen.

Konstitution

In der Regel große, schlanke Tiere mit eckigem, unharmonischem Körperbau; Wesen und Körperbau sind schlaff (z. B. Kühe mit Hängeeuter); die Haut ist häufig dunkel pigmentiert, welches gut sichtbar an den Schleimhäuten und an wenig behaarten Stellen ist; das Haarkleid selbst ist meist von kräftiger Farbe.

Leitsymptome

Deutlich psychische Symptome: Extreme Gleichgültigkeit, Kraftlosigkeit, dabei launisch und reizbar; ausgeprägte Zirkulationsstörungen mit venösen Stauungen an allen Organen; Schlaffheit der Gewebe (übereinstimmend mit der Schlaffheit im Verhalten); alle Absonderungen riechen unangenehm.

Modalitäten

<	- Kälte, Zugluft - Im geschlossenen Raum/im Stall - Mäßige Bewegung und im Stehen - Nach dem Essen - Frühmorgens und abends
>	- Lokale Wärme - Frischluft - Heftige Bewegung oder absolute Ruhe/nach langem Schlaf - Druck

Causa: Störung im Gleichgewicht der Geschlechtshormone, Östrogenmangel, relative Insuffizienz der Nebennierenrinde

Krankheitssymptome

▶ Allgemein: Nach Leeser ist für das Arzneimittel Sepia eine Gliederung der Symptome nach Organen wenig sinnvoll, da hierbei das Wesentliche des Mittels leicht aus den Augen verloren wird; mehr als bei anderen Mitteln stehen bei Sepia die abweichenden Reaktionen des ganzen Tieres im Vordergrund. Man kann die Arzneiwirkung von Sepia nur richtig deuten, wenn man sich stets die Causa – die Störung des Hormonhaushaltes – ins Gedächtnis ruft; auch das Leitsymptom Zirkulationsstörung ist hilfreich beim Einprägen der Arznei-Symptome.

▸ Verhalten: Das Verhalten zeigt ähnlich wie die Organe eine Schlaffheit; die Tiere haben einen Mangel an Energie, Ausdauer und Leistung; sie sind unfähig, die Anforderungen zu erfüllen, die an sie gestellt werden; sie erscheinen lustlos, träge und kraftlos bis hin zur völligen Gleichgültigkeit; zu beobachten ist aber auch launisches Verhalten mit Schreckhaftigkeit; berührungsempfindlich am Hals; die Tiere sondern sich häufig ab, dabei vertragen sie Zuwendung nicht, wollen aber auch nicht isoliert sein.

▸ Atmungsorgane: Chronischer Nasenkatarrh; trockener, erschöpfender Husten, evtl. mit Rasseln in der Brust; Bewegung bessert, da sie die Durchblutung fördert.

▸ Herz und Kreislauf: Die Blutzirkulation ist verlangsamt und verursacht venöse Stauungen in allen Organen mit entsprechenden Symptomen.

▸ Verdauungsorgane: Zunge häufig weiß belegt; Sepia-Tiere haben meist ein sehr launisches Fressverhalten: zum einen Abneigung gegen den bloßen Geruch oder Anblick von Futter – Fleischfresser haben eine Abneigung gegen Fleisch –, zum anderen Verlangen nach Futter, als hätten sie ein nagendes Hungergefühl im Magen, das aber durch Futteraufnahme nicht gebessert wird; Brechneigung nach dem Fressen; der Sepia-Magen ist wie ein Ledersack: Wenn man ihn füllt, kommen die Speisen unverdaut wieder heraus (Kent); Verlangen nach Saurem; nach Aufnahme von Milch kommt es gelegentlich zu Durchfall; Kotabsatz erfolgt unter starkem Pressen unabhängig von der Konsistenz des Kotes; aufgrund der Gewebeschwäche besteht Neigung zu Mastdarmvorfall; wegen schlechter Nahrungsaufnahme bzw. Futterverwertung magern die Tiere ab, die Haut hängt schlaff am Körper, die Tiere sehen alt und verbraucht aus.

▸ Harnorgane: Auch hier macht sich die mangelnde Zirkulation und Muskelspannung bemerkbar: der Harn wird erst nach längerem Drängen abgesetzt, er ist trüb, mit rötlichem Satz und unangenehmem Geruch.

▸ Geschlechtsorgane, weiblich: Unterfunktion der Eierstöcke; Oestrogenmangel; Zyklusstörungen; venöse Kongestion; Organmuskulatur und Bänder schlaff, daher Neigung zu Prolaps, Uterusverlagerung.

▶ Bewegungsapparat: Schlaffe Muskulatur; Ödeme an den Gliedmaßen (kardial bedingt); Schmerzen im Kreuz, verursacht z. B. durch Verlagerung der Geschlechtsorgane kurz nach dem Oestrus.

▶ Haut: Meist deutliche Pigmentierung der Haut: Braune Flecken am Körper; Gelbfärbung der für das Tier wichtigsten Hautteile, z. B. bei der Kuh das Euter (beim Mensch der Kopf).

▶ Wärmeregulation: Die Extremitäten sind mal heiß, mal kalt, es kommt zu Schweißausbrüchen; die Körperinnentemperatur ist in der Regel subnormal; die Tiere sind sehr kälteempfindlich.

Dosierung

Gebräuchlich sind D6, D15 und D30; bei Verhaltensstörungen Hochpotenzen.

Indikationen

Fruchtbarkeitsstörungen, bei älteren Kühen.

Vergleichsmittel

Aristolochia (derzeit für lebensmittelliefernde Tiere arzneimittelrechtlich nicht zugelassen); Pulsatilla

Silicea

Acidum silicicum, Kieselsäure, SiO$_2$

Geschichte

Eines der ersten Heilmittel des Menschen; Hinweise dazu schon in den Papyri des alten Ägypten.

Herkunft

Silicea ist auf der Erde sehr weit verbreitet (Quarz, Feldspat, Glimmer). Die Kieselsäure ist notwendiger Bestandteil menschlicher und tierischer Körper, besonders des Bindegewebes. Der Gesamtgehalt an Kieselsäure beträgt im Organismus nur 0,001 %. Bei Pflanzen kommt sie besonders in Kieselalgen, Gräsern, Knöterichgewächsen und Schachtelhalmen vor.

Pharmakologie und Toxikologie

Leukozytose (Linksverschiebung), Umfangsvermehrung von Organen: Milz, Leber, Niere; Einfluss auf die Narbenbildung, ähnlich der Vernarbung der Tuberkulose (Rössle, zitiert nach Mezger).

Arzneimittelbild

Silicea ist ein wichtiges Mittel zur Behandlung chronischer Krankheiten und Stoffwechselentgleisungen (Polychrest). Es ist ein bewährtes Arzneimittel zur Impfbegleitung. Es ist eines der wichtigsten Mittel bei Eiterungsprozessen, nach Eröffnung der Eiterung und Schwäche des Bindegewebes mit schlechter Heiltendenz, insbesondere auch bei Knocheneiterungen mit Fisteln. Physiologisch ist Silicea ein „Lichtbringer" in die Körperzellen.

Konstitution

Der Silicea-Typ liegt latent vor: Die Tiere zeigen nach normaler Entwicklung plötzlich Abmagerung (Typ-Wandlung). Das Temperament ist ausgeglichen, etwas ängstlich.

Leitsymptome

Die Tiere sind mager aber dickbäuchig bei guter Futteraufnahme oder auch Appetitlosigkeit; chronische Prozesse (Entzündungen), schlecht heilende Wunden, Erbrechen nach Wasseraufnahme; Frostigkeit und Neigung zu Erkältungen; Neigung zu Schweißen, die einen üblen Geruch annehmen; Überempfindlichkeit gegen alle Sinneseindrücke.

Organotropie

Affinität zu Binde- und Stützgewebe, Haut und Abwehrsystem, Lymphsystem, ZNS.

Modalitäten

<	- Kälte
	- Bewegung
	- Mondwechsel, gegen Morgen, teils auch nachts
>	- Wärme

Krankheitssymptome

▶ Verhalten: Berührungsempfindlich, schnell ermüdbar mit Schweißausbruch am ganzen Körper; die Tiere sind schlaff und schlaksig; ängstlich, schnell aggressiv, eigensinnig; unsicher in der Bewegung, taumeliger Gang; schläfrig am Tag mit viel Unruhe im Schlaf.

▶ Kopf: Entzündung der Lider, der Bindehaut mit schleimig-eitriger Absonderung; Schwellung und Entzündung des Tränensackes und des Tränenkanals; Sinusitis und Verstopfung.

Zeichenerklärung: < = Verschlimmerung (durch), > = Besserung (durch)

▶ Atmungsorgane: Stock- und Fließschnupfen mit scharfer, wässriger Absonderung oder Krusten in den Nasengängen; starkes Rasseln auf der Brust; schleimiger, eitriger und übelriechender Auswurf.

▶ Verdauungskanal: Trockenheit im Maul oder Speichelfluss; Zahnfleisch geschwollen und entzündet, übelriechender Schleim; Schluckbeschwerden; die Lymphdrüsen am Hals sowie die Parotis- und Sublingualdrüsen am Hals sind geschwollen und schmerzhaft; Widerwille gegen warmes, gekochtes Futter; Unverträglichkeit der Muttermilch; Aufgetriebenheit des Leibes, mit Kollern und Rumpeln; Durchfälle stinkend, hellgelb; Verstopfung mit vergeblichem Kotdrang, Kot gleitet wieder zurück; Kot mit Schleimbeimengungen; häufig Abgang weniger und aashaft stinkender Flüssigkeit; Durchfall nach Milchaufnahme.

▶ Harnorgane: Harnmenge vermehrt; schmerzhafter Absatz konzentrierten Harns mit stark urinösem Geruch.

▶ Geschlechtsorgane: Wässriger Ausfluss, hell, wundmachend und übelriechend, auch bei männlichen Tieren; empfindlich an den Zitzen; am Euter erhöhte Zellzahlen.

▶ Bewegungsapparat: Die Gliedmaßen sind kalt und feucht, mit Wundheit zwischen den Zehen, z. B. Zwischenzehenekzem, Panaritium; gestörter Knochenstoffwechsel.

▶ Haut: Schlecht heilende Wunden, Eiterungen, Fisteln; Störungen der Hornbildung, allgemeine Bindegewebsschwäche; selbst kleine Wunden heilen schlecht und eitern leicht.

▶ Wärmeregulation: Große Frostigkeit, eiskalte Extremitätenenden; Neigung zu Schweißen, besonders am Kopf.

Dosierung

D12 bei chronischen Erkrankungen, Hochpotenzen bis C200; D30 bei nutritiven Störungen (Haut, Horn); D6 zum Abschluss einer vorhergehenden, akuten Erkrankung.

Das Ende der Indikation wird angezeigt durch die Besserung des Ernährungszustandes, Abheilung der Wunden.

Zeichenerklärung: < = Verschlimmerung (durch), > = Besserung (durch)

Vergleichsmittel

Calcium carbonicum; Calcium sulfuricum; Hepar sulfuris; Magnesium-
salze; Mercurius solubilis; Psorinum; Pulsatilla (Silicea: „chronische Pulsatilla"); Sulfur

Solidago virgaurea

Solidago virga aurea, Goldrute

Geschichte

Der lateinischen Bezeichnung der Pflanze, Solidago, liegen die Stämme solidus = fest, hart und agere = wirken (wundfest machen) zugrunde. Der deutsche Name Goldrute nimmt als wörtliche Übersetzung vom lateinischen urga = Rute und aurea = golden bezug auf die Erscheinungsform der Blüten. Nach Bock hat Solidago bei den alten Germanen unter den Wurzelkräutern eine bevorzugte Stellung eingenommen. Von den mittelalterlichen Ärzten wurde die Goldrute als ein Blasen- und Nierensteine auflösendes Mittel 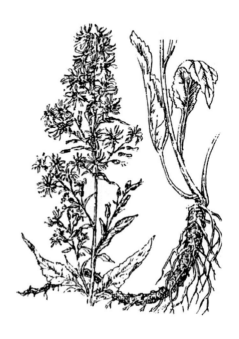 empfohlen. Ein Gurgelwasser vom Absud wurde bei Rachen- und Schlundleiden verwendet und war zugleich ein gutes Zahnwasser. Die Kosaken tranken den Aufguss gegen unwillkürliches Harnen.

Botanik

Solidago gehört zur Familie der Korbblütengewächse. Weitere Vertreter der Gattung sind Solidago canadensis und Solidago minuta. Die Pflanze wird 20–100 cm hoch und hat zahlreiche kleine Körbchen, 7–8 mm lang, in einer allseitswendigen aufrechten Traube oder Rispe. Außen sind 5–12 schmale Zungenblüten, innen Röhrenblüten. Der Stängel ist aufrecht, die Äste sind rutenförmig, die unteren Blätter sind elliptisch gesägt, die oberen U-förmig lanzettlich. Der Blattstiel ist geflügelt.

Zeichenerklärung: **<** = Verschlimmerung (durch), **>** = Besserung (durch)

Herkunft

Eurasien, Nordamerika, Nordafrika.

Standort

Lichte Wälder, Lichtungen, Waldränder; auf sonnigen, nicht zu trockenen, nährstoffarmen, aber gern kalkhaltigen Böden; häufig bis 2000 Meter Höhe.

Verwendete Teile

Verwendet werden die frischen Blüten.

Inhaltsstoffe

Saponin, ätherisches Öl, Gerbstoffe, Bitterstoffe.

Pharmakologie und Toxikologie

Luvia kennt die Pflanze als Futtergift der Pferde. Der Verlauf der Vergiftung ist stets schleichend. Erst nach 2–3 Wochen tritt der Tod ein. An Symptomen stellen sich ein: Niedergeschlagenheit, Fieber, oft Ödeme an den Schenkeln und unter dem Bauch, deutliche Abmagerung. Bei der Sektion findet man an den Schleimhäuten Blutflecken und außerdem starken Milztumor.

Arzneimittelbild

Die Tiere sind träge und kraftlos. Das Fell ist stumpf und die Futteraufnahme reduziert. Ausleitungs- und Reaktionsmittel. Histiotrop zu ableitenden Harnwegen.

Leitsymptome

Verminderter Harnabsatz, unter starken Schmerzen; Harn ist von rotbrauner, dunkler Farbe mit dickem Satz (s.u.); die Bauchdecken sind gespannt. Gleichzeitig findet man pustulöse, juckende Hautausschläge, Augenentzündungen, katarrhalische Zustände im Atem- und Verdauungstrakt. Solidago ist besonders dann angezeigt, wenn die Nierenerkrankung mit Hautausschlägen und Drüsenschwellungen skrofulöser Art, katarrhalischen Zuständen der Atemwege und Verdauungsorgane sowie mit rheumatischen Beschwerden verbunden ist.

Modalitäten

< | - Nachts
   | - Reichliches Futterangebot

Krankheitssymptome

▶ Verhalten: Träge bis benommen, evtl. Schmerzen beim Harnabsatz; Tiere erschrecken ohne ersichtlichen Grund.

▶ Kopf: Skrofulöse Augenentzündung; plötzlich einsetzende Taubheit.

▶ Herz und Kreislauf: Evtl. Bradykardie; Herzarrhythmien.

▶ Verdauungsorgane: Flache Maulgeschwüre; Belag auf der Zunge; chronische, katarrhalische Entzündung des Darmes mit Nabelkolik.

▶ Atmungsorgane: Katarrhalische Entzündung der Atemwege; trockene, blutkrustige Nase; Dyspnoe; Oligopnoe.

▶ Harnorgane: Nierengegend schmerzhaft bei Druck, gespannte Bauchdecken; Dysurie, erschwertes Harnlassen mit Schmerzen; Harn dunkel, rotbraun, mit dickem Satz: Stein oder Sand, Eiweiß, Blut, Schleim, Erythrozyten, Leukozyten, alle Formen des Harnepithels, Phosphate und Zylinder sind möglich.

▶ Geschlechtsorgane: Metrorhagie; chronischer Ausfluss.

▶ Bewegungsapparat: Intermittierendes Hinken.

▶ Haut: Skrofulöse Hautausschläge und Drüsenschwellungen.

Dosierung

Ø–D2, auch Hochpotenzen.

Indikationen

Chronische Nephritis; Cystitis; harnsaure Diathese; Prostatahypertrophie.

Vergleichsmittel

Apis; Arsenicum album; Berberis; Calcium arsenicosum; Cantharis; Hydrangea; Lespedeza; Pareira brava; Phosphorus; Sabal serrulatum

Symphytum

Symphytum officinale, Gemeiner Beinwell, Wallwurz,
Schwarzwurz

Geschichte

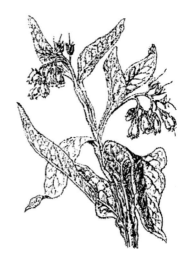

Schon im Mittelalter war Symphytum
bekannt als Heilmittel bei Wunden,
Geschwüren, Knochenbrüchen und
Bluthusten. Ferner wurde die Pflanze
als Viehfutter zur Steigerung der
Milchmenge und für ein blankes Fell
eingesetzt. Die heutige Volksmedizin
nennt v. a. die Wurzel, auch das Kraut
als Mittel bei Atemwegserkrankungen,
Durchfällen, Knochen- und sonstigen
Verletzungen. Der Name Symphytum
leitet sich vom griechischen symphyein
= zusammenwachsen ab; die deutschen Namen Beinwell und Wallwurz
beinhalten das Wort wallen = zusammenheilen von Knochen („dem
Bein/Knochen wohl").

Botanik

Die zu den Borretschgewächsen gehörende, ausdauernde Staude wird bis
zu 1,5 Meter hoch. Die spindelförmige, verästelte Wurzel ist außen
schwarz (Name), innen weiß und enthält viel Schleim. Der Stängel ist
von unten an verästelt und rauhaarig-borstig. Die großen länglich-
lanzettartigen Blätter stehen wechselständig am Stängel lang herab und
sind ebenfalls rau beharrt. Von Mai bis September erscheinen die weiß-
lich bis rot-violett gefärbten Blütenblätter in glockig herabhängenden
Doppelwickeln. Die schwarzen, hartschaligen runden Früchte stehen zu
viert in einem Kelch. Neben Symphytum officinale ist auch Symphytum
peregrinum (Comfrey) besonders als Gartenpflanze bekannt.

Herkunft

Europa und Westasien.

Standort

Beinwell liebt feuchte Standorte, in deren Untergrund Kalk vorhanden ist. Er ist oft an Bachufern oder Wiesengräben zu finden. Mineralische Düngung begünstigt die Ansiedlung der Staude. Durch Entwässerung und Beschattung wird die Pflanze vertrieben.

Verwendete Teile

Zur Herstellung der homöopathischen Arznei wird die frische Wurzel vor Beginn der Blüte geerntet. Für die äußere Anwendung wird oft die ganze Pflanze verwendet.

Inhaltsstoffe

Allantoin: Von allen untersuchten Pflanzen weist Symphytum den höchsten Allantoingehalt auf, und zwar 0,6–0,8 % von Januar bis März in der Wurzel, danach abnehmend. Bei der ausgewachsenen Pflanze ist die Wurzel allantoinfrei, dann enthalten die jungen Triebe, Knospen und Blüten den Wirkstoff, dem die Hauptbedeutung für die Wirkung der Pflanze gegeben wird. Symphytum ist in der Anwendung als Heilmittel dem reinen Allantoin überlegen.
Alkaloide: Mindestens acht verschiedene, als toxisch eingestufte Pyrrolizidinalkaloide (Symphytin, Symphytocynoglossin u. a.), Glycosid, Consolidin, Gerbstoffe, Schleim, Cholin und Kieselsäure.

Pharmakologie und Toxikologie

Im Tierversuch erzeugte Vergiftungen mit der Pflanze zeigten anfänglich gesteigerte Reflexerregbarkeit, die bis zur Benommenheit abnahm. Versuche an Ratten, die über einen längeren Zeitraum mit hohen Dosen der getrockneten Pflanze gefüttert wurden, führten zu vermehrtem Auftreten von Lebertumoren und Blasenkrebs. Diese karzinogene Wirkung wird dem Alkaloid Symphytin zugeschrieben. Allantoin wird für die Zellproliferation benötigt und fördert Granulation und Epithelisierung. So ist in den ersten Schwangerschaftswochen der Allantoingehalt der Allantois sehr hoch (Phase sehr starker Zellprofileration). Viel Allantoin enthalten ferner die Exkrete von Fliegenmaden, deren bekannte wundheilende Wirkung dadurch zu erklären ist. Allantoin ruft eine deutliche Leukozytose hervor, wirkt analgesierend und anästhesierend. Von allen untersuchten Pflanzen fördert Symphytum das Wachstum von Schimmelpilzen und verschiedenen Bakterien am stärksten, was wohl auf den hohen Allantoingehalt zurückzuführen ist. Hierdurch erklärt sich auch die schnelle Verwertung zellulosereicher Stoffe, z. B. Stroh, unter Symphytumgabe (Madaus). Der hohe Schleimgehalt des Beinwell wirkt entzündungshemmend und schmerzstillend, ferner, mit den Gerbstoffen zusammen, stopfend bei Durchfallerkrankungen. Cholin, ein Parasympathomimetikum, führt u. a. zur Erweiterung peripherer Gefäße und dadurch zu einer örtlichen Hyperämie.

Arzneimittelbild

Eine Arzneimittelprüfung liegt bisher nicht vor. Der Einsatz in der Homöopathie beruht auf den Erfahrungen aus der Naturheilkunde.
Grundsätzlich fördert Symphytum regenerative Vorgänge im Körper. Der Einsatzbereich wird klar und einleuchtend, wenn man sich die Pharmakologie der einzelnen Wirkstoffe und ihr Zusammenspiel vor Augen führt.
„Symphytum ist für Knochen, Periost, derbe Nerven- und Fasergewebe, was Arnica für Weichteile ist." (Allen)
Nach Wolter ist Symphytum „die Arnica Norddeutschlands". Nach seinen Erfahrungen ist Arnica als Gebirgspflanze in heimatfremden Gegenden weniger wirksam; wenn sie als Simile nötig wäre, führt statt dessen Symphytum zur rascheren Heilung.

Dosierung

Innerlich bis D12; bei chronischen Erkrankungen auch D/C30; äußerlich als Tinktur 1:10 verdünnt; auch Kytta-Plasma, Kytta-Salbe (aus der Wurzel, mit ätherischen Ölen).

Indikationen

Wunden und Verletzungen aller Art, besonders wenn derbe Nerven- und Fasergewebe betroffen sind (soll daher bei Verletzungen des Augapfels noch besser sein als Arnica); Knochen- und Knochenhauterkrankungen (auch Ruta); Blutungen; chronische Atemwegserkrankungen, v. a. mit starker Schleimbildung; Magen-Darm-Geschwüre, Durchfälle; Parodontose; Milchstau, beginnende Mastitis; bei Nervenbeteiligung bewährte Kombination mit Hypericum.

Vergleichsmittel

– Arnica: Verletzungen, v. a. der Weichteile
– Calcium phosphoricum, Calcium fluoratum: Knochen
– Calendula, Hamamelis: Verzögerte Wundheilung
– Ruta: Knochenhaut

Thuja

Thuja occidentalis, Abendländischer Lebensbaum

Botanik

Familie der Cupressaceae, Zypressengewächs; bis zu 20 Meter hoher, schlanker Baum mit kugelförmiger Krone. Die Äste sind waagerecht verzweigt, oberseits dunkelgrün, unterseits hellgrün, mit kleinen, schuppenförmigen, dachziegelartig angeordneten Blättern. Die Zweige sind flach gedrückt, fiederartig verästelt, die Blüten getrennt geschlechtlich. In aufrechten Zapfen stehen die geflügelten Samen. Geruch und Geschmack sind stark aromatisch. Der Lebensbaum ist sehr stark giftig!

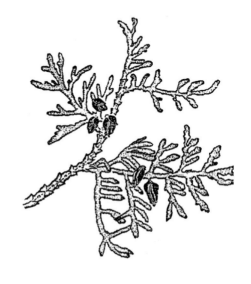

Herkunft

Nordamerika, in Europa als Zierbaum.

Verwendete Teile

Frische, vor der Blüte gesammelte Zweige mit Blättern.

Inhaltsstoffe

Ätherisches Öl mit Thujon, Glycoside und Gerbstoffe.

Zeichenerklärung: < = Verschlimmerung (durch), > = Besserung (durch)

Pharmakologie und Toxikologie

Beim Verarbeiten des Holzes kommt es durch den Kontakt zu Hautreizungen und Ekzemen. Bei innerlicher Vergiftung treten Erhöhung des Blutdruckes, der Pulszahl und der Temperatur, motorische Reizerscheinungen, Vomitus, Diarrhoe mit starken Schmerzen, Ödeme an den Gliedmaßen, Bronchopneumonie, Lungenödem und tonisch-klonische Krämpfe auf. Im weiteren Verlauf kommt es zu schweren Stoffwechselstörungen, insbesondere gelber, akuter Leberatrophie, bis hin zu Koma und Tod (Madaus).

Arzneimittelbild

Linksseitigkeit der Beschwerden bevorzugt, aber nicht zwingend; Polychrest; Abwehrsteigerung; Verbesserung der Vita; homöopathische Impfbegleitung; bei Impffolgen.

Konstitution

Hydrogene Konstitution: Empfindlichkeit gegen Nässe und Kälte, Neigung zu Katarrhen.

Leitsymptome

Schleimhautkatarrh an allen Schleimhäuten; Frösteln; Warzen; unreine Haut; übelriechender Schweiß; stinkende Absonderungen.

Modalitäten

<	- Wetterwechsel zur Kälte, Nässe, Sturm und Gewitter
>	- Bewegung an frischer Luft - Wärme und Trockenheit - Wenn die Absonderungen (z. B. Schweiß, Nasenfluss, Harnfluss) in Gang kommen

Zeichenerklärung: < = Verschlimmerung (durch), > = Besserung (durch)

Krankheitssymptome

▸ Verhalten: Ängstlich, unstet; unruhiger Schlaf; unkoordinierter Gang, wie schwindelig.

▸ Kopf: Rötung und Schwellung der Lider und der Bindehaut; Lichtempfindlichkeit; Tränenfluss; Mittelohrkatarrh mit Schwerhörigkeit.

▸ Atmungsorgane: Sinusitis; Schnupfen mit dicken, grünen, schleimigen Absonderungen; Nasenbluten; Wundheit um die Nasenlöcher; Bronchialasthma.

▸ Herz und Kreislauf: Herz stark erregt und deutlich hörbar; beschleunigter und unregelmäßiger Puls; sichtbare Venenstauungen.

▸ Verdauungsorgane: Maul- und Rachenschleimhaut rot und entzündet; blutiger, schwer löslicher Schleim; nach Morgenfütterung plötzlicher Durchfall mit Schleim vermengt; Verstopfung; Blähsucht und Auftreibung des Abdomens mit starken Geräuschen; After wund und geschwollen, Absonderungen mit Blut und Schleim.

▸ Harnorgane: Schmerzen und Frösteln beim Harnen; ständiger Harndrang; langes Nachtröpfeln des Harns, unter Umständen blutig.

▸ Geschlechtsorgane, weiblich: Äußerlich juckend und wund; Schwellung der Schamlippen; gelb-grüner Fluor; Zysten.
Geschlechtsorgane, männlich: Dünne, grüne Absonderungen aus der Harnröhre; Eichelschwund; Neigung zu Geschwüren; Pollutionen; Impotenz.

▸ Bewegungsapparat: Plötzlich auftretende, wechselnd schmerzhafte Bewegungsstörungen; Zittern der Glieder; Knacken der Gelenke bei Bewegung; Beschwerden des rheumatischen Formenkreises.

▸ Haut: Jucken, Brennen und Stechen der Haut; Haare fettig und ausfallend; Horn spröde und rissig; Bläschen; nässende und eiternde Flechten; Warzenbildung; nachts stärkere Hautausdünstungen; proliferative Veränderungen; berührungsempfindlich.

▸ Wärmeregulation: Periodisch auftretendes Frösteln.

Zeichenerklärung: < = Verschlimmerung (durch), > = Besserung (durch)

Dosierung

Äußerlich D1 zur Behandlung von Warzen; D3–D6 zur innerlichen Behandlung lokaler Störungen, 2–3x täglich, bis die Symptome verschwunden sind; D12, D30, D 200 als Vorbeuge gegen Impfschäden, einmalig im Anschluss an die Impfung, Hochpotenzen auch bei Chronizität der Beschwerden.

Indikationen

Bei Impfungen prophylaktisch; bei breit aufsitzenden Warzen; Allgemeinzustand bei Erkältungen und Infektionen schwer beeinträchtigt; chronisch rezidivierende Prozesse.

Vergleichsmittel

- Silicea, Sulfur, Vaccinium (Kuhpockenimpfstoff): Folgen von Impfungen
- Acidum nitricum, Staphisagria, Sabina, Cinnabaris: Kondylome
- Rhus toxicodendron, Dulcamara, Colchicum, Rhododendron: Folgen von Nässe und Kälte
- Sulfur, Pulsatilla und Medorrhinum: Besserung durch Ingangkommen von stockenden Sekretionen

Literaturverzeichnis

Allen, J. H.: Die chronischen Krankheiten. Aachen: Renée von Schlick 1987

Berlin-Materna, C.: Lachesis. In: Wolter, H. (Hrsg.): Homöopathie für Tierärzte, Bd 2. Hannover: Schlütersche Verlagsanstalt 1980, S. 32–35

Braun, H.: Heilpflanzenlexikon für Ärzte und Apotheker. Anwendung, Wirkung und Toxikologie. Stuttgart: Fischer 1981

Homöopathisches Arzneibuch (HAB). Stuttgart: Deutscher Apotheker Verlag; Frankfurt a.M.: Govi-Verlag 1978

Greiff, W.: Beobachtungen und Untersuchungen über die therapeutische Wirksamkeit von Flor de Piedra D3 bei Rind und Schwein. In: Wolter, H. (Hrsg.): Homöopathie für Tierärzte, Bd. 7. Hannover: Schlütersche Verlagsanstalt 1989

Kent, J.T.: Kent's Repertorium der homöopathischen Arzneimittel. Heidelberg: Haug 1975

Leeser, O.: Lehrbuch der Homöopathie – Spezieller Teil: Arzneimittellehre, C: Tierstoffe. Ulm: Haug 1961

Madaus, G.: Lehrbuch der biologischen Heilmittel Bd I–III, Hildesheim: Georg Olms Verlag 1987

Mezger, J.: Gesichtete Homöopathische Arzneimittellehre. Heidelberg: Haug 1985

Pahlow, M.; Kronfelder, M.; Schimmitat, J.: Das große Buch der Heilpflanzen. Gesund durch die Heilkräfte der Natur. München: Gräfe und Unzer 1985

Roth, L.; Daunderer, M.; Kormann, K.: Giftpflanzen – Pflanzengifte. Vorkommen, Wirkung, Therapie. München: Ecomed 1984

Wiest, J.: Cactus. In: Wolter, H.: Homöopathie für Tierärzte, Bd 6. Hannover: Schlütersche Verlagsanstalt 1986, S. 186–187

Wolter, H.: Homöopathie für Tierärzte, Bd 1–7. Hannover: Schlütersche Verlagsanstalt 1980–1989

Forum Homöopathie
herausgegeben von der Karl und Veronica Carstens-Stiftung

Christian Lucae (2009): **Grundbegriffe der Homöopathie** – Ein Wegweiser für Einsteiger, 3. bearbeitete und erweiterte Auflage

Christian Lucae (2010): **Arzneifindung in der Homöopathie** – Eine Einführung mit praktischen Beispielen

Jens Meyer-Wegener (2001): **Homöopathische Potenzen und die Suche nach ihrer physikalischen Struktur**

Shiela Mukerjee-Guzik (1999): **Homöopathie in der Praxis** – Anwendungsbeispiele für Einsteiger

Shiela Mukerjee-Guzik (1999): **Praktische Veterinärhomöopathie** – Anwendungsbeispiele für Einsteiger

Martin Schmitz, Hrsg. (2002): **Strömungen der Homöopathie:** Konzepte – Lehrer – Verbreitung, 2. bearbeitete Auflage

Achim Schütte, Hrsg. (2007): **60 ausgewählte Arzneimittelbilder für die Veterinärhomöopathie**

Michael Teut, Jörn Dahler, Christoph Schnegg et al. (2009): **Galphimia glauca: Die homöopathische Arzneimittelprüfung**

Matthias Wischner (2004): **Kleine Geschichte der Homöopathie**

Matthias Wischner (2002): **Organon für Anfänger**

Matthias Wischner (2001): **Organon-Kommentar** – Eine Einführung in Samuel Hahnemanns Organon der Heilkunst

Matthias Wischner (2003): **Was ist Homöopathie?** Fragen und Antworten zur Einführung

Matthias Wischner (2005): **Materia medica für Anfänger** – 42 wichtige homöopathische Arzneimittel